Inhalt

Einführung in das Heft

„Geschichten, die heilen“, so nennen wir den Titel dieser Ausgabe unserer Zeitschrift. Wir erschließen Heils-geschichten, die von Jesus und Kranken, von Suchen und vom Heil erzählen:

Die Heilung des blinden Bartimäus (Mk 10,46-52)

Die Heilung des Gelähmten (Mk 2,1-12)

Der barmherzige Samariter (Lk 10,25-37)

Wo und wie geschieht Heilung in diesen Erzählungen? Sehr unterschiedlich nimmt das Heil seinen Weg, sehr verschieden suchen Menschen das Heil, ganz Unterschiedliches wird geheilt:
Einer schreit nach Jesus, der andere wird getragen und weiß nicht, wie ihm geschieht, einer bleibt halbtot liegen.
Der eine glaubt und kann wieder sehen, der andere wird im Glauben seiner Freunde getragen und von Jesus innen und außen heil, der letzte lebt wieder auf durch fremde Hilfe.
Die Geschichten sollen nicht alle auf ein Maß zugeschnitten sein. Sie geben vielmehr Raum für uns, damit wir uns darin entdecken in der Begegnung mit Jesus, der Heil und Leben ist. Wird das gehen ohne Umkehr und Verwandlung? Ist das geschenkte Heil unsere Verwandlung?

Heilswege zur Begegnung

Unsere Kinder und wir sind in der Regel weder blind, noch lahm, noch liegen wir wie tot am Boden. Und dafür sind wir täglich dankbar. Können unsere Kinder aus diesen Erzählungen Heilung für ihr Leben erfahren? Was soll da noch heil werden?
Wir sehen wohl, dass alle Heilungsgeschichten im Angesicht großer Krankheit oder Behinderung für die Menschen eine schwere und oft leidvolle Frage sind und den Glauben an Christus herausfordern. Zugleich sind die Geschichten auch eine Hinführung zu Jesus Christus für jeden von uns: Wer ist er, wer bin ich? Welche Begegnung und welche Botschaft werden uns geschenkt? Dem wollen wir nachgehen.
Wir versuchen die biblischen Geschichten ganzheitlich zu erschließen, das heißt in Zeichen und Symbolen, mit allen Sinnen, in einer Handlung und in der Begegnung, sodass Außen und Innen zusammenfinden und geeint werden.

Die Grunderfahrungen und Grundbilder

Wir erschließen Grunderfahrungen und Grundbilder, die sich aus dem Verlauf der Erzählung ergeben, das sind das Tor, das Haus, der Weg. Darin wird unser Leben ins Spiel gebracht, unser Offensein und Verschlossensein, die Sensibilität des Sehens und Wahrnehmens als Weg nach außen und in die Begegnung nach innen.
Es wird ein Raum bereitet, in dem die Sehnsucht nach Jesus in den Blick kommen kann, aber ebenso der Anspruch und hoffentlich auch die Freude, dem anderen nahezukommen und ihm zu helfen.
Auf diesen Wegen ins gelingende Leben werden dann der Mangel und die Anfrage sichtbar: unser Blindsein, obwohl wir sehen; unsere Hartherzigkeit und Oberflächlichkeit, mit der wir andere übersehen; unser Herz, in dem nicht immer Jesus wohnt.

Die Hinführungen

Wir empfehlen allen Leserinnen und Lesern, die Hinführung zu den Erzählungen aufmerksam zu lesen. Sie sind dieses Mal etwas länger ausgefaltet, um einerseits die innere Intention, die sich mit dem Erzählten verbindet, zu erkennen und mit ihr vertraut zu werden, andererseits den Aufbau und die Struktur des Weges aus dieser Intention wahrzunehmen und innerlich mitgehen zu können. Nichts wäre dem Weg hinderlicher als nur eine schöne Geschichte zu legen.
Wir versuchen, das Leben des Kindes aufzugreifen: mit seiner Art zu spielen, zu schauen, zu hören und zu gestalten.

Herzlich danken wir Frau Christel Holl für die Bilder der Bildermappe, die sie mit Öl malte. Dank den Erzieherinnen im Kindergarten Spabrücken für die Durchführung einiger Gestaltungen. Dank allen Multiplikatoren, die an den Jahrestreffen mit Freude an der Struktur und Erarbeitung der Geschichten mitwirkten. Auch den Mitarbeiterinnen der Kinderbibeltage danken wir für den gestalteten Gottesdienst zum barmherzigen Samariter, der eine schöne Frucht aus dem gemeinsamen Weg der Tage war.

Wir wünschen allen, die mit dieser Zeitschrift arbeiten, dass sie in der österlichen Bußzeit das Heil erfahren, Jesus ihnen nahe kommt und sie mit neuer Achtsamkeit ihren Weg des Lebens gehen.

Sr. Esther Kaufmann und P. Dr. Meinulf Blechschmidt

Bilder der Bildermappe

Christel Holl

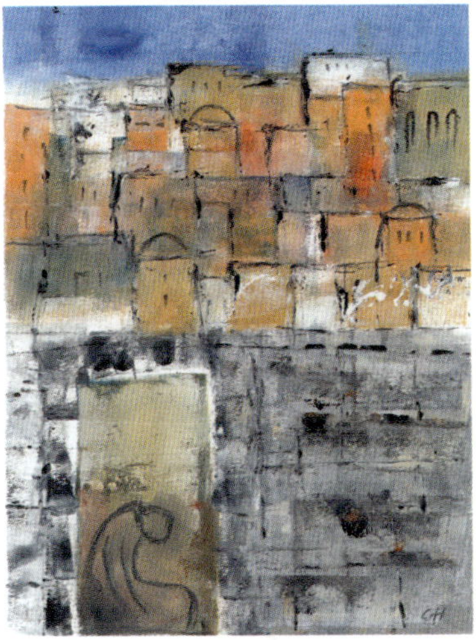

Bartimäus im Dunkeln

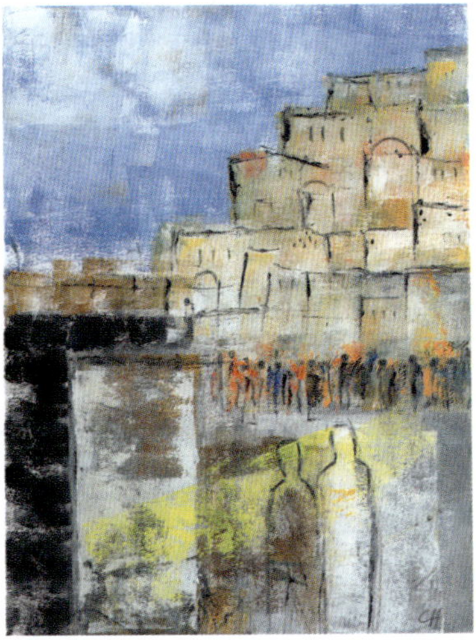

Du sollst wieder sehen

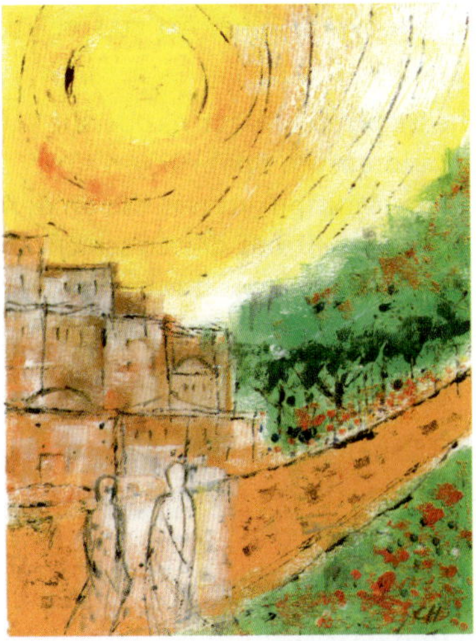

Im Licht hinter Jesus her

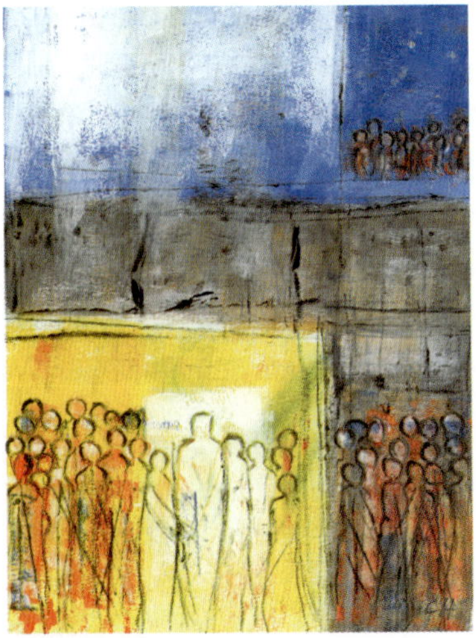

Sie alle drängeln sich um Jesus

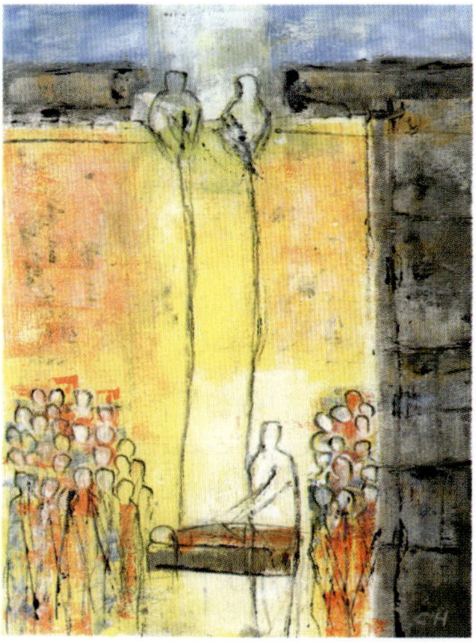

Was wird Jesus tun?

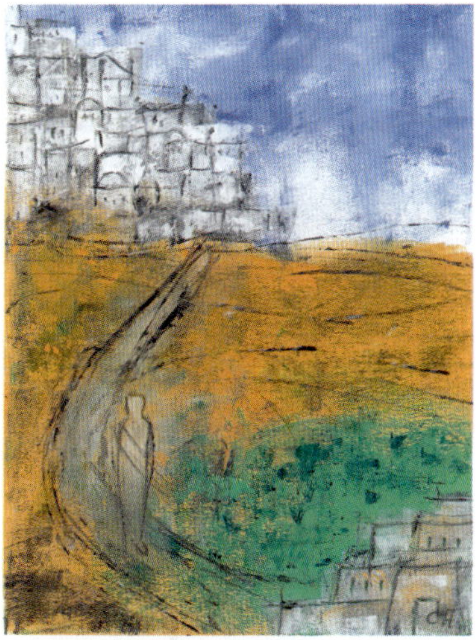

Auf dem Weg nach Jericho

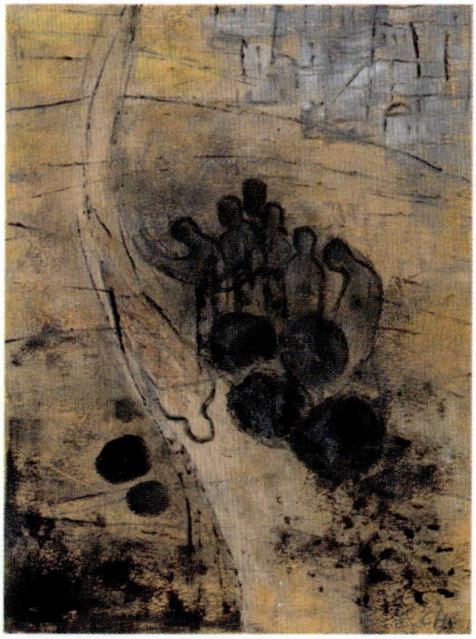

Halbtot, unter die Räuber gefallen

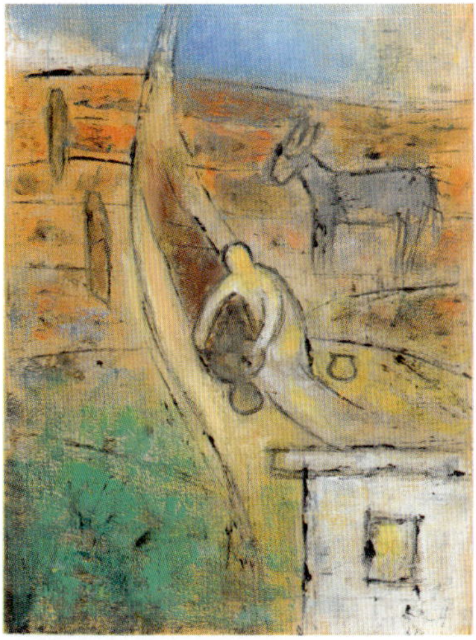

Aufgehoben zum neuen Leben

Das Tor: Sinnbild unseres Lebens

Ein Lebenstor

Text: Sr. Esther Kaufmann

Tore sind faszinierend. In Städten stehen die Gruppen der Touristen vor Toren, hören Geschichten von Bauherren und Fürsten und würden dann gern hindurchgehen. Was ist dahinter? Dann schieben, drängeln sie durch das Tor und stehen in der Weite eines Hofes, in einem Garten, Park, Festsaal ...

Tore im Leben der Kinder

Wie die Kinder suchen wir, was hinter dem Tor ist. Jeder vermutet doch: Wenn nichts zu verbergen wäre, gäbe es diese Tür nicht. Da muss ein Geheimnis dahinter sein, ein Garten, ein Hof, ein Kirchenraum, ein Verließ, eine neue Welt ...

Das Kind will seinen Lebensraum erweitern, eintreten und staunen. Es spürt aber auch seine Ängstlichkeit. Manchmal ist es besser, sich an der Hand der Mutter festzuhalten und so den neuen Raum hinter der Tür zu betreten, besonders wenn er dunkel ist.

Das Tor ist ein Grundbild unseres Lebens. Schon die Häufigkeit der Tore kann uns nachdenklich machen. Durch wie viele Tore und Türen gehen wir jeden Tag? Haustür, Schultür, Kindergartentür, Kaufhaustür, Kirchenportal, Garagentor, Gartentor ...

Wie viele sind verschlossen, welche sind offen?

Das Tor zwischen zwei Welten

Das Tor – als betont große Form der Tür – verweist uns auf eine Wechselerfahrung des Lebens: Enge und Freiheit, Geborgenheit und Sicherheit. Es ist gleichsam der Ort zwischen zwei Welten, in den ich hinaus- oder hineingehen kann, davor oder dahinter stehe, eingeschlossen oder ausgeschlossen bin.

Die Neugier der Kinder ist sehr groß. Sie verstecken sich hinter der Tür und schauen aus dem sicheren Versteck hinaus. Sie fragen nach dem, was hinter der Tür ist und gehen mit klopfendem Herzen durch die Tür: nur einen Spalt weit geöffnet, dass sie gerade hindurch schlüpfen können, als dürfe es niemand merken ...
Andere Türen werden aufgestoßen: Jetzt komme ich!

Durch das Tor ins Leben und in die Begegnung

Diese vielfältigen Alltagserfahrungen, die auch in den Märchen immer wieder aufgegriffen und entfaltet werden als Zugang und Durchgang zum glücklichen Leben, als Ort der Bewährung und der Weisheit, der Strafe und der Befreiung, sind auch Sinnbild der Lebenserfahrung von Anfang und Ende.

Die Geburt ist das Tor zum Leben, durch das ein Kind aus dem sicheren Mutterschoß ins Ungewisse muss, das Licht der Welt erblickt und dann doch in die Begegnung mit der Mutter findet, in die Arme, die es wieder umschließen wie ein Tor und bergen.
Bald beginnt ein Aufbruch, die Freude, etwas zu öffnen und zu entdecken, bisweilen zum Leidwesen der Eltern, die die Schlüssel höher legen und hinterher immer wieder aufräumen müssen. Wann darf ein Kind allein aus dem Haus? Die Haustür, die Gartentür sind Grenzen der Sicherheit. Welche neue Welt eröffnet sich hinter dem Tor des Kindergartens?
Wie viel Mühe geben sich die Erzieherinnen, den Eintritt in die neue Lebenswelt harmonisch zu gestalten, einladend und bergend, damit ein Lebensraum in guter Begegnung entsteht?

So folgen viele Türen, Aufbruch und Ende, Abschluss und neuer Anfang, Prüfungen und Bewährungen, Reifung am Übergang wie Schulabschluss, Berufswahl, Hochzeit, Geburt eines Kindes. Bis das letzte Tor vor uns steht, verschlossen oder wie ein offener, aber dunkler Eingang – der Tod – durch das wir aus dieser Welt hinausgehen, um in das neue Leben mit Gott einzutreten.

In solcher Grunderfahrung sind die vielen Spiele der Kinder verwurzelt: „Wir öffnen die Tür, wir schließen die Tür“, „Macht auf das Tor, es kommt ein goldner Wagen“, Kaufmann spielen mit Anklopfen und Öffnen, der Tanz der Polonaise u.a.

Die personale Dimension

Wenn wir nun mit Kindern das Tor „anschauen“, es spielen, gestalten, dann führen wir sie so, dass sie selbst wie ein Tor werden. Wir eröffnen ihre Lebenserfahrungen, die ihnen entsprechen, die sie schon gemacht haben oder die noch vor ihnen liegen. Doch tun wir es nicht im Wissen der Kinder um das Tor, sondern als Spiel, in dem die personale Dimension angesprochen wird, dass das Kind sich selbst wie ein Tor öffnet. Denn die Tore sind uns – lebensnah – in den Leib geschrieben.
Wir werden wahrnehmen, dass unsere Sinne wie Tore zur Welt sind. Wir öffnen die Augen, wir hören nach draußen, wir öffnen die Hände und Arme, wir öffnen unser Herz. So kommt die „Welt“ herein, so begegnen wir Menschen, der Welt, und treten umgekehrt in sie ein oder ihr entgegen. Wir können uns öffnen und verschließen.

Ich bin die Tür

Wir bereiten damit einen Weg vor, um von Jesus zu hören, der mit offenen Augen und Ohren, mit einem weiten Herzen den Menschen begegnet und denen, die verschlossen sind, Heilung schenkt, der selbst offen ist wie eine Tür, damit wir bei ihm eintreten, ihm begegnen und in ihm leben.
Jesus ruft uns zu: „Ich bin die Tür. Komm, du sollst bei mir das Leben haben, es in Fülle haben.“ Ein Bildwort, das durch das Leben vorgemalt wird und der Sehnsucht entspricht, die letzte Tür zu finden, in der wir das Leben in Fülle haben.

Gestaltung: Ein Tor des Lebens

Wir zeigen ein Tor

- Die Gruppenleiterin beginnt damit, den Kindern etwas zu zeigen und macht vor sich eine große Handbewegung von links unten nach oben und im Bogen nach rechts unten. Sie zeichnet, ohne es zu sagen, still ein Tor in die Luft.

Ich habe euch etwas gezeigt. Ihr dürft es mitmachen.

- Alle Kinder zeichnen mit der Hand etwas Ähnliches in die Luft.

Was zeigt ihr? Was seht ihr?

Jetzt können viele verschiedene Antworten kommen. Die Phantasie darf wach werden, weil diese Form auch so vielfältig und offen ist: ein Berg, der Mond, der Sonnenaufgang und -untergang, ein Elefantenrücken, ein Fenster, ein Tor u.a. So vieles können wir sehen.

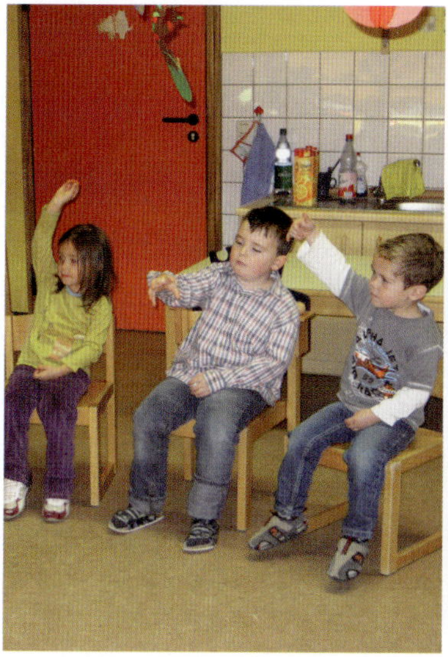

Hinauf, Kurve und steil bergab

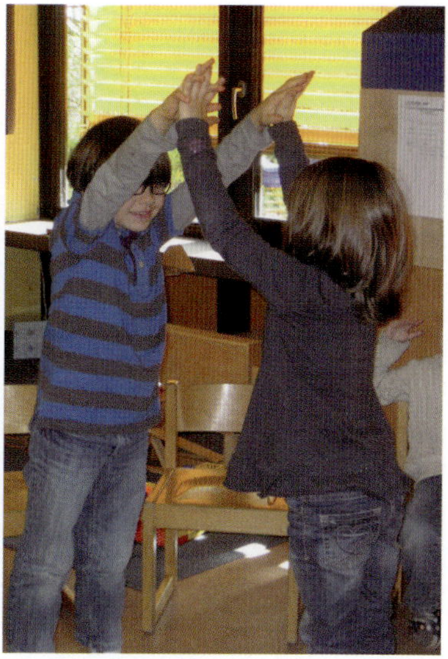

Machet auf das Tor!

- Jetzt zeichnen wir alle mit unserer Hand ein Tor.

Wir können auch mit beiden Händen ein Tor zeigen.

- Zwei Kinder stehen auf und zeigen ein Tor. Alle Kinder machen es dann mit.

Wir öffnen und schließen Tore

- Wenn die Kinder so stehen, können sie weiter spielen.

Ihr könnt euer Tor schließen. Wie?
Wir öffnen und schließen das Tor zu zweit auf verschiedene Weise.

- Die Bewegung zweier Kinder wird von allen aufgenommen, z.B. zusammenrücken, die Hände auf halber Höhe halten, sich nebeneinander stellen, die Arme über die Schultern legen. Nach jedem Schließen öffnen die Kinder ihr Tor wieder in der ursprünglichen Art. Der Wechsel ist wichtig. Wir können mit den Kindern auch automatische Einkaufstüren, Drehtüren und Saloontüren spielen.

Das Tor in der Identifikation

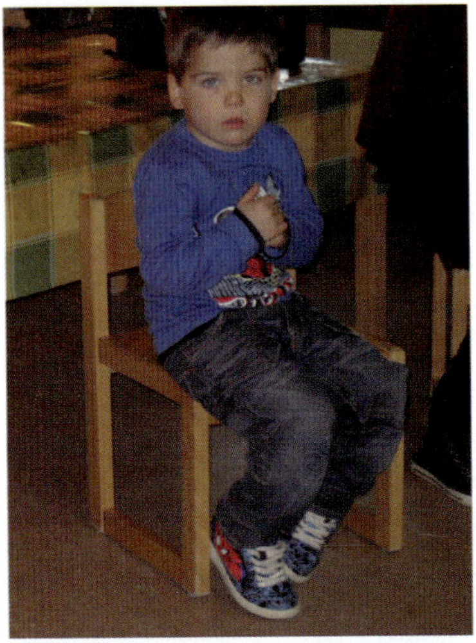
Ich bin zu : Heute habe ich geschlossen

- Alle Kinder setzen sich wieder. Wir zeigen auf dem Stuhl sitzend mit unseren Armen und Händen ein offenes Tor. Ein Kind kann dazu eingeladen werden: Es öffnet weit die Hände und Arme.

Was sagt unser Tor?
„Ich bin offen. Komm herein!"
Wir können das Tor auch schließen.

- Wir verschränken die Arme vor uns.

Jetzt spricht unser Tor ganz anders: „Ich bin zu. Ich will allein sein."

- Wir öffnen unser Tor, dann schließen wir die Augen und jedes Kind kann sein Tor verschließen, so wie es das möchte.

Wir bleiben in dieser Haltung, öffnen die Augen und schauen im Kreis. Überall geschlossene Tore und doch so verschieden.

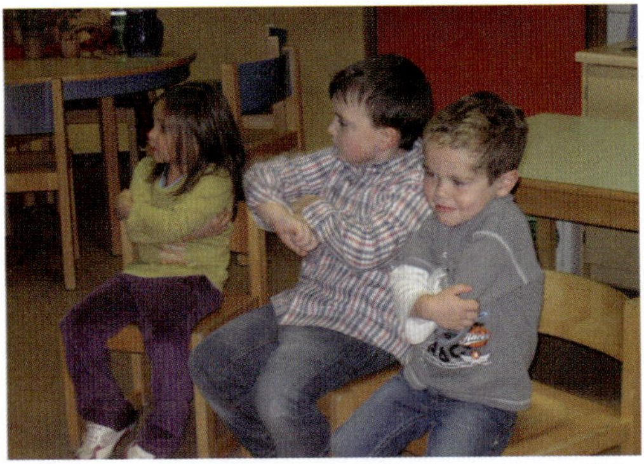
Nur ich weiß, warum ich mich verschlossen habe

- Wir schauen auf ein Kind, das sein Tor öffnet und schließt, und machen es alle mit.
- Die Kinder werden angeregt, den verschiedenen Weisen des Verschlossenseins etwas nachzuspüren.

Was sagt jetzt dieses verschlossene Tor?
„Ich bin bei mir." – „Lass mich in Ruhe!" – „Hau ab!" – „Bei mir ist es warm." – „Schau, wie viel Platz bei mir ist." – „Ich bin traurig."

Sehr unterschiedlich kann die Gestik sein und empfunden werden. Es ist gut, im ganzheitlichen Tun die Körpersprache auch ins Wort zu bringen.

Das Tor in der Mitte

- Die Gruppenleiterin legt mit vier bis fünf braunen Tüchern ein Tor in die Mitte des Kreises.

Wir sehen das Tor in der Mitte, wir haben es vorhin mit der Hand in die Luft gemalt.

- Jetzt schließen wir die Augen.

Kann ich ein Tor sehen?
Wo steht es?
Wohin führt es?
Kenne ich ein Tor in meiner Stadt, in meinem Dorf, in einem anderen Land?

Begegnungen im Tor

Wo stehen unsere Tore? Wohin führt unser Tor?

- Wir füllen das Tor mit ein oder zwei grünen Tüchern ganz aus.

Wohin führt uns jetzt unser Tor?
Auf eine Wiese – in einen Park – ins Grüne – ins Leben – in den Wald ...

Begegnung „Blume“:

- Ein erstes Kind tritt in das Tor.
  Es sieht die grüne Fläche, es schließt die Augen.
- Die Erzieherin führt das Kind in einer Imagination auf eine Wiese.

Du gehst durch das Tor hindurch.
Hinter dem Tor kommst du ins Grüne.
Kommst du auf eine Wiese, in einen Garten?
Es wird still auf der Wiese.
Kannst du Blumen sehen, wie sie blühen?
Du kannst vielleicht den Duft der Blumen riechen,
den Wind spüren, der leise über die Wiese weht.
Du stehst auf der Wiese.

- Das Kind wird mit einer kleinen Blume an der Hand zart berührt.
  Es öffnet die Augen.

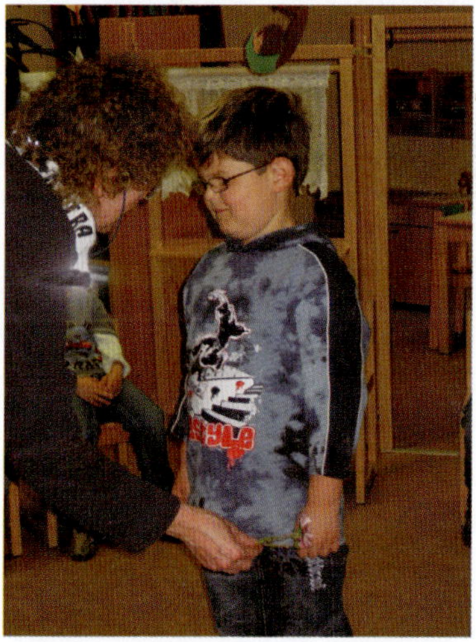

So zart und fein, was kann das sein?

Die Blume wird in einer kleinen Vase dem (letzten) Kind gegeben, es darf sie auf den Torbogen stellen.

Begegnung „Ton“:

- Ein weiteres Kind tritt in das Tor.
  Es sieht die grüne Fläche, schließt die Augen.
  Es wird wieder imaginär auf eine Wiese oder in einen Park hinausgeführt:

Wenn du da draußen bist, kannst du leise den Wind wehen hören
oder wie die Vögel pfeifen.
Manchmal zirpt auch eine Grille, die Bienen summen.

- Das Kind empfängt einen ausgesprochen leisen, zarten Ton mit einer kleinen Glocke.
  Es öffnet die Augen. Es darf die Glocke auf den Torbogen stellen.

Begegnung „Wasser“:

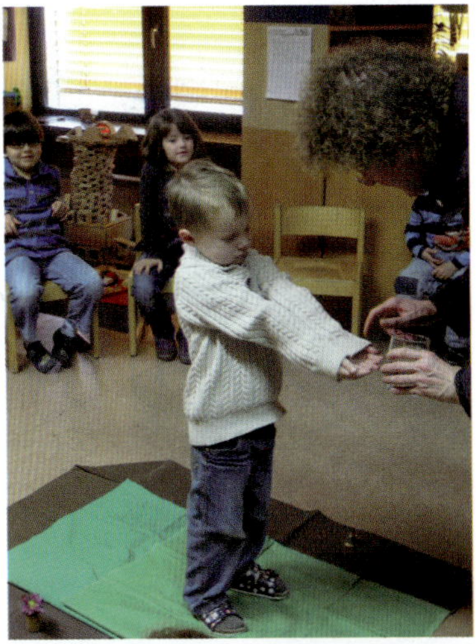

Berühre und öffne mich!

- Ein Kind tritt in das Tor.
  Es öffnet im Tor die Hände, hält sie offen vor sich:
  „Mein Tor ist offen.“
  Das Kind wird in der Vorstellung herausgeführt:

Du siehst die grüne Fläche, schließt die Augen.
Du gehst durch das Tor hinaus, gehst unter dem weiten Himmel.
Der Tag war heiß. Jetzt ziehen Wolken herauf. Wird es bald regnen?

- Das Kind empfängt einen Wassertropfen: mit dem Finger aus einem Glas Wasser genommen, in die offene Hand.
  Es öffnet die Augen. Es darf das Glas Wasser auf den Torbogen stellen.

Begegnung „Brot“:

- Ein Kind tritt in das Tor und hält wieder seine Hände vor sich offen. „Mein Tor ist offen. Ich bin offen.“ Dann schließt es die Augen.

Du gehst durch das Tor, siehst die weite grüne Wiese ...
Du wanderst in die Welt hinein. Der Weg ist lang.
Wie schön ist es, auch einmal anzuhalten,
den Rucksack auszupacken und Picknick zu machen.
Wie schön ist es, auf der Wiese einen Ruheplatz zu haben.

- Das Kind empfängt eine Scheibe Brot in die offene Hand. Es öffnet die Augen. Es darf das Brot auf den Torbogen legen.

Begegnung „Licht“:

- Ein Kind tritt in das Tor und schließt die Augen.

Jetzt führe ich dich zu einem besonderen Tor. Das Tor führt in eine Burg.
Das Tor ist dunkel.
Es ist wie ein kleines Haus, darin wohnt über dem Tor der Torwächter.
Es ist dunkel in dem tiefen Tor, die Schritte hallen, es wird kühler.
Die Kinder rufen „Hu!“, dann schallt es.
Wenn du noch ein paar Schritte gehst, dann wird es hell, dann kommst du in die Sonne auf den Burghof.

- Das Kind empfängt das Licht einer Kerze, es wird hell vor den Augen. Es öffnet die Augen und darf die Kerze auf den Torbogen stellen.

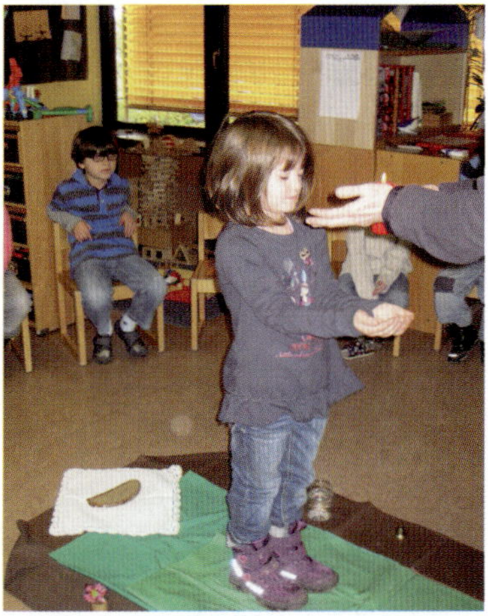
Ich bin empfänglich für dein Licht

Zum Nachdenken

Was geschieht in diesen fünf Übungen?
In diesen Erfahrungen werden die Sinne sensibilisiert – auch bei den Kindern, die eventuell nur zuschauen. Es sind zarte Berührungen, in denen Haltungen angesprochen werden: empfangen, warten, hören und sich öffnen.
Das Kind öffnet sich für eine gute Begegnung. Es wird nicht überwältigt, keine Flutlichter blenden es, kein Festmahl macht die Auswahl der Speisen schwer, nicht die Dusche fließt in Fülle, sondern das Wenige, Kleine, Zarte rührt es an und führt zu einer guten Begegnung. Sie wird ihm geschenkt.
Wo ich gesammelt da bin, erfahre ich Begegnung als ein Geschenk.

Wenn wir fragen: „Was ist das für ein Tor?", so können wir dieses Tor mit den Erfahrungen des täglichen Lebens verbinden. Denn Brot, Wasser, Licht, Blume sprechen vom einfachen Leben, von Dingen, die uns umgeben und die wir täglich brauchen.
Es sind Grundbedürfnisse, die angerührt werden, nicht durch das Habenwollen und Machen, sondern in der Empfänglichkeit und im Beschenktwerden.
Im Tor vollzieht sich Begegnung, weil jemand auf das Kind zugeht mit der zarten Berührung, es in dieser Berührung mit ihm gut meint. Das Tor bekommt eine personale Dimension.
Was ist es für ein Tor? Worte stellen sich ein: Friedens-Tor, Überraschungs-Tor, Begegnungs-Tor, Erwartungs-Tor, Tor zum Leben, Hoffnungs-Tor, Lebens-Tor.
Intuitiv ist dem Kind das Tor als Lebens-Tor nahe. So beschrieben wir es schon in der Einleitung. Die Übungen können und sollen diese Intuition ans Licht bringen, erfahrbar machen, und sie können durch die gute Erfahrung die Offenheit oder das Sich-öffnen bestärken.

- Nach Abschluss der verschiedenen, differenzierten Erfahrungen schließen die Kinder nochmals die Augen.

Wir sind in ein Tor gegangen.

- Jeder schaut noch einmal.

Sehe ich ein Tor? Wie sieht es aus? Ist das Tor offen? Was ist hinter dem Tor? Ist es hell? Was kann ich sehen?
Ich schaue gut hin ...
Dann komme ich langsam zurück.

Gestaltung

- Jedes Kind darf sein Tor gestalten – sein Lebenstor (Foto siehe S. 21).
- Die folgende Weiterführung könnte an einem folgenden Tag geschehen.

Begegnung mit Jesus

Wir sehen viele Tore, große und kleine, bunte und schön verzierte.
Wir kennen Tore in unserem Dorf, in unserer Stadt. Wir erinnern uns vielleicht an große Türen und Tore, die wir im Urlaub gesehen haben.

Jetzt möchte ich mit euch in das Land Israel gehen:

Auch dort gibt es Städte und Dörfer, Türen und Tore wie bei uns. Manches Dorf hat eine Stadtmauer, das Tor wird am Morgen geöffnet, am Abend geschlossen.

Wir gehen mit Jesus.

- Die Jesuskerze wird entzündet.

Jesus geht zu den Menschen, er geht von Stadt zu Stadt, er geht in die Häuser. Durch wie viele Türen und Tore geht er wohl?

- Im folgenden Verlauf wird die Jesuskerze im Kreis der Tore getragen und dann in ein Tor der Kinder gestellt.
- Während des Gehens beginnen wir mit dem Lied: „Die Menschen öffnen Türen“.

Text und Melodie:
Franz Kett

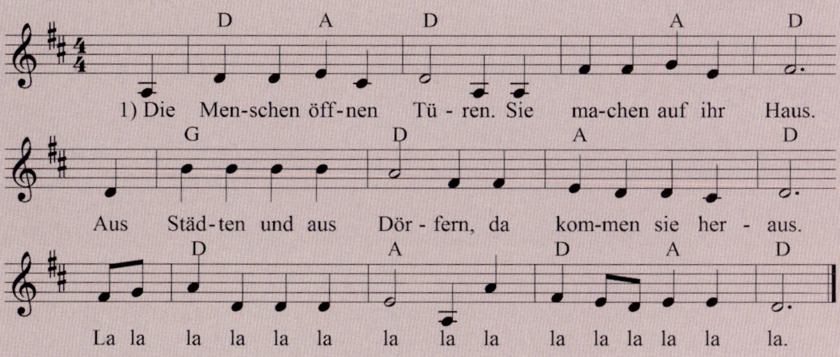
D A D A D
1) Die Men-schen öff-nen Tü - ren. Sie ma-chen auf ihr Haus.
G D A D
Aus Städ-ten und aus Dör - fern, da kom-men sie her - aus.
D A D A D
La la la la la la la la la la la la la la la.

- So wandert die Kerze in verschiedene Tore der Kinder.
- Nachfolgend wird die jeweilige Liedstrophe zuerst entsprechend interpretierend erzählt und dann gleichsam zusammenfassend gesungen. Das Weitertragen der Kerze geschieht entweder still oder begleitet mit einem Instrument, aber nicht während des Erzählens.

Jesus geht durch das Land.
Wenn er kommt, öffnen die Menschen die Augen, sie wollen sehen, wer er ist.
Und sie sagen zueinander: „Kommt mit, Jesus, den musst du gesehen haben."
Und wenn sie sich dann um ihn versammeln, sehen sie, dass Jesus sie anschaut.
Sein Blick ist voll Liebe und Güte.
In seinen Augen schaut Gott uns an.

Text und Melodie:
Franz Kett

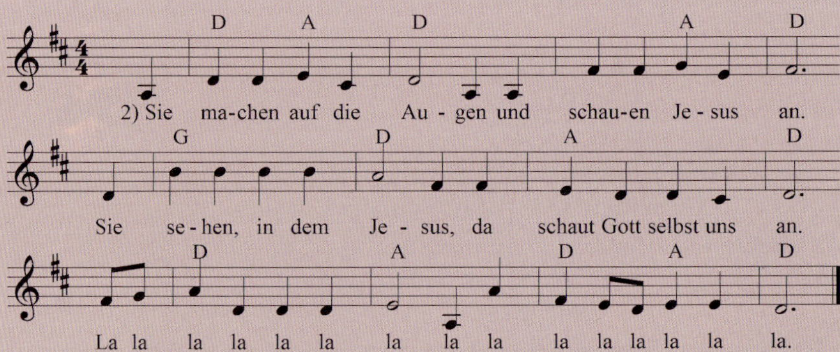
D A D A D
2) Sie ma-chen auf die Au - gen und schau-en Je - sus an.
G D A D
Sie se - hen, in dem Je - sus, da schaut Gott selbst uns an.
D A D A D
La la la la la la la la la la la la la la la.

- Die Kerze wird nun von dem entsprechenden Kind, in dessen Tor die Kerze steht, zu einem anderen Tor weitergetragen (siehe S. 18).
- Dieses Tragen wird musikalisch mit Glockenspiel, Harfe oder Gitarrenmusik begleitet.

Wenn Jesus kommt, wollen die Menschen hören, was er sagt.
Sie spüren: Seine Worte haben Kraft, sie machen froh, denn Jesus erzählt von Gott, seinem Vater, der alle Menschen liebt. Jesus ist Gott so nah.
Sie sagen: „Da spricht ein Gottesmann."

- Wir singen die nächste Liedstrophe.
- Die Kerze wird mit musikalischer Begleitung weitergetragen.

Text und Melodie:
Franz Kett

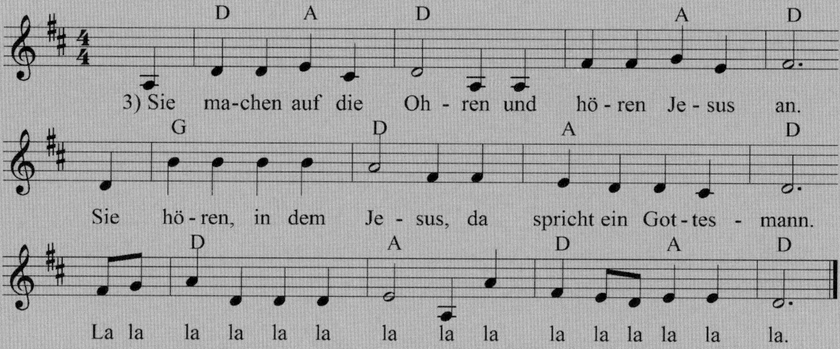
D A D A D
3) Sie ma-chen auf die Oh - ren und hö - ren Je - sus an.
G D A D
Sie hö - ren, in dem Je - sus, da spricht ein Got - tes - mann.
D A D A D
La la la la la la la la la la la la la la la.

Wenn Jesus in ein Haus kommt, drängeln sich die Menschen um ihn. Alle wollen ihn anfassen, besonders die Kranken, denn es geht eine Kraft von ihm aus, die heilt. Wenn sie Jesus ganz nah sind, dann rührt Gott selbst sie an. Und das ist gut.

Text und Melodie:
Franz Kett

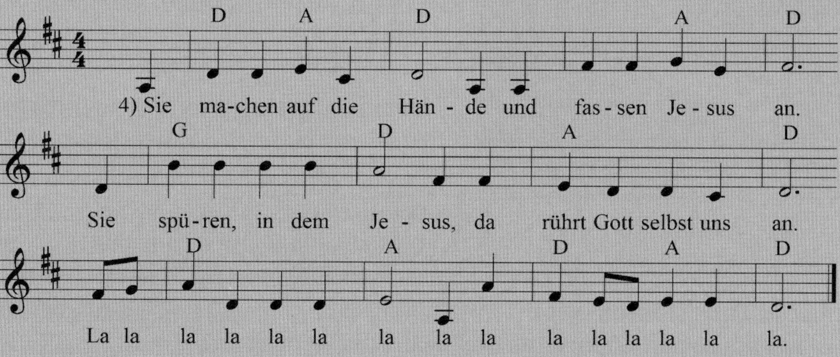
D A D A D
4) Sie ma-chen auf die Hän - de und fas - sen Je - sus an.
G D A D
Sie spü - ren, in dem Je - sus, da rührt Gott selbst uns an.
D A D A D
La la la la la la la la la la la la la la la.

- Die Kerze wird weitergetragen mit musikalischer Begleitung.

Wenn Jesus kommt, bringen sie alle Kranken zu ihm.
Auch die Menschen kommen, die im Herzen traurig sind.

Text und Melodie:
Franz Kett

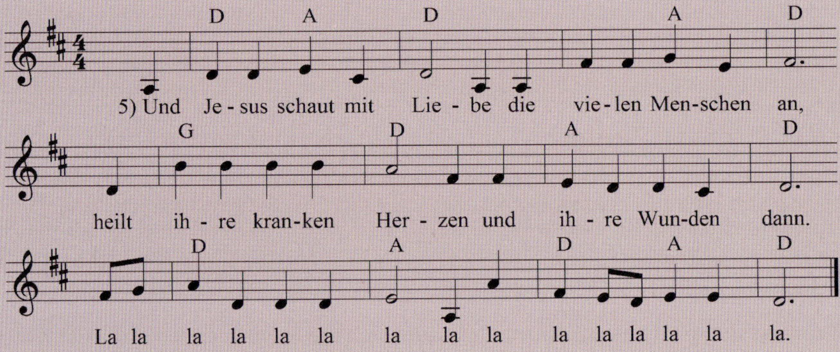
D A D A D
5) Und Je - sus schaut mit Lie - be die vie - len Men-schen an,
G D A D
heilt ih - re kran-ken Her - zen und ih - re Wun-den dann.
D A D A D
La la la la la la la la la la la la la la la.

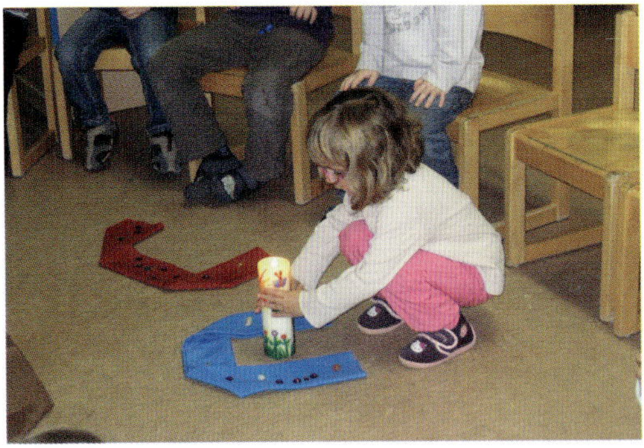

... meines Herzens Tor dir offen ist

Sie alle spüren: Jesus kann uns heil machen, er heilt auch das Herz.

- Nach den Strophen des Liedes kann die Kerze von Tor zu Tor wandern. Jesus kommt zu jedem Kind, in jedes Tor.

Verkündigung des Evangeliums nach Joh 10,9-10

Wenn Jesus so zu den Menschen kommt und die Leute ihn sehen, wenn sie sehen, was er tut, wie er alles gut macht, wenn sie seine guten Worte hören, dann fragen sie oft: „Jesus, bei dir ist es gut. Du machst uns froh und hell. Jesus, wer bist du?“

Einmal steht Jesus in ihrer Mitte,

- Die Kerze wird in das große Tor gestellt.

er sieht die vielen Leute, er sieht, wie sie leben wollen, wie ihr Herz für ihn offen ist, da ruft er laut:
„Ich bin die Tür!"

- Die Gruppenleiterin breitet die Arme aus, öffnet die Tür.

„Ich bin die Tür!
Wer zu mir kommt, wird das Leben haben –
und soll es in Fülle haben."
Die Leute hören es:
„Ich bin die Tür!" Und sie verstehen es.
Ihr Herz ist offen.

- Alle Kinder öffnen die Hände und strecken sie Jesus entgegen (zur Mitte hin).

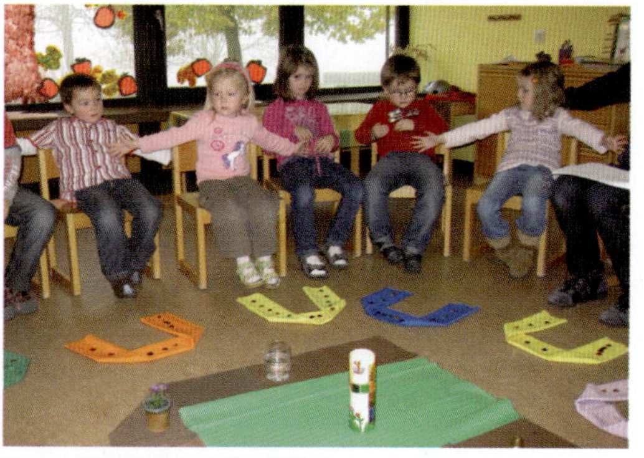
Komm, Herr Jesus, und erfülle uns

Gebet

Ja, Jesus, du bist die Tür.

- Jetzt nehmen die Kinder ihre Hände aufs Herz und strecken sie dann wieder aus.

Jesus, alles, was wir auf dem Herzen haben, bringen wir dir.
Zu dir wollen wir kommen mit ganzem Herzen.

Jesus, du bist wie eine Tür, wie ein Tor,
zu dir können wir kommen und bei dir einkehren.
Danke, Jesus, du hast ein offenes Herz für uns.
Wenn wir zu dir kommen,
schenkst du uns Freude, Kraft und Liebe.
Du schenkst uns das Leben.
Danke, Jesus, du bist die Tür.

Text und Melodie:
Burgi Mitterreiter

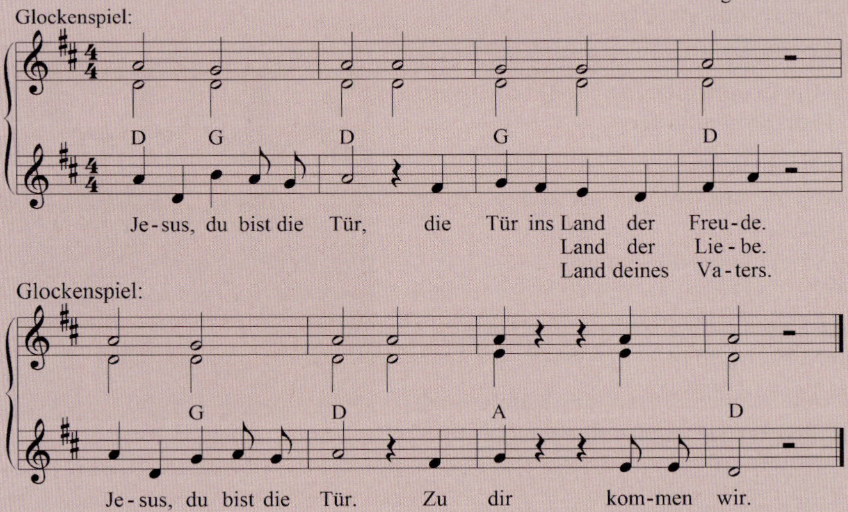
Glockenspiel:
D G D G D
Je - sus, du bist die Tür, die Tür ins Land der Freu - de.
Land der Lie - be.
Land deines Va - ters.
Glockenspiel:
G D A D
Je - sus, du bist die Tür. Zu dir kom - men wir.

!

Material

Tücher: 4-5 braune, 2 grüne; Gegenstände zur behutsamen Berührung: kleine Blume in einer Vase, Glöckchen, Glas Wasser, Scheibe Brot auf einem schönen Tuch, Kerze, „Jesuskerze“, Gestaltungsmaterial: farbige Tücher für jedes Kind, Legematerial

Text und Melodie:
Klaus Gräske

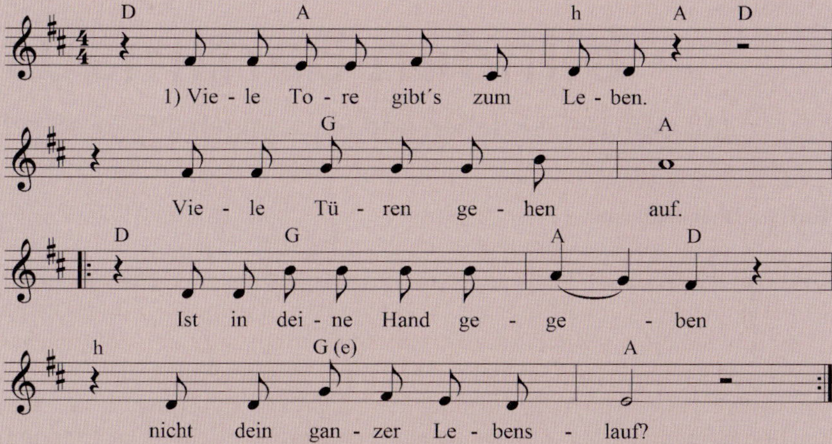
D A h A D
1) Vie - le To - re gibt's zum Le - ben.
G A
Vie - le Tü - ren ge - hen auf.
D G A D
Ist in dei - ne Hand ge - ge - ben
h G (e) A
nicht dein gan - zer Le - bens - lauf?

2) Öffne deine Augen, Kind. Schau die Welt ganz offen an.
Und du siehst, wie Blumen blühen. Farbig wird die Welt sodann.

3) Öffne deinen Mund, mein Kind. Sprich die Welt ganz offen an.
Und du spürst, wie Menschen lieben. Freundlich wird die Welt sodann.

4) Öffne deine Hände, Kind. Fass die Welt ganz offen an.
Alle Dinge, die sich zeigen, kommen dir ganz nahe dann.

5) Öffne auch dein Herz, mein Kind. Spür ganz offen in die Welt.
Alle Dinge, die dich rühren, sind dir herzlich zugesellt.

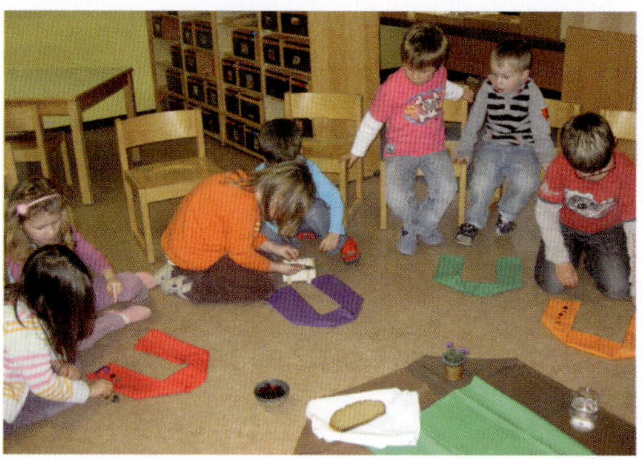

Viele Tore gibt's zum Leben: Mach sie auf!

Die Heilung des blinden Bartimäus

Mit dem Herzen sehen und Jesus folgen (Mk 10,46-52)

Text: Sr. Esther Kaufmann

Die biblische Erzählung vom blinden Bartimäus ist im Kindergarten und in der Grundschule eine der beliebtesten. Das Bilderbuch „Bartimäus“ aus der Reihe „Was uns die Bibel erzählt“ (Stuttgarter Bibelverlag) zeigt in eindrücklicher Weise, wie Bartimäus ruft und schreit und Jesus ihn herbeiruft.
Wir wollen uns – im Blick auf die Kinder und auf die Erschließung für sie – dieser Geschichte nähern und sie genauer anschauen. Uns geht es nicht darum, die Geschichte zu erzählen, damit man sie weiß und anschließend gleichsam anwendet, also „die Moral von der Geschichte“ zu benennen oder zu fragen, ob sie für mich und uns zutrifft. Wir gehen einen Weg, um in die Geschichte einzutreten und die Begegnung mit Jesus individuell zu eröffnen.

Eine einfache Geschichte

Der Inhalt der Erzählung ist schnell benannt: Ein Blinder wird geheilt, er kann wieder sehen. Es wird noch hinzugefügt: „Und er folgte Jesus auf seinem Weg.“ Dieser Nachsatz gibt der Geschichte den besonderen Klang, dass das neue Sehen zur Weggeschichte wird: sehen und Jesus folgen.
Die Geschichte spielt am Tor von Jericho. Jesus war – nicht zum ersten Mal – nach Jericho gekommen, und wie immer waren viele Menschen um ihn. Jetzt ist er auf dem Weg, um weiterzugehen. Hier am Tor, beim Weitergehen, wie nebenher, ereignet sich die Heilung des Blinden.

Grunderfahrungen für den Zugang in die Geschichte

Mit dieser Situation werden uns Grundbilder für die Erzählung genannt: das Tor und der Weg.

Dann folgt die Erzählung der Begegnung zwischen Jesus und dem Bettler. Ein blinder Bettler, mit Namen bekannt, Bartimäus, sitzt am Stadttor und schreit nach Jesus. Und der heilt ihn.
Wird uns mit dem Blinden auch ein Grundbild, eine Grunderfahrung genannt, die wir aufgreifen könnten, um die Kinder in die Begegnung mit Jesus einzuführen? Sollten wir Dunkelheit, Blindsein, Herumtappen, Orientierungssuche spielen? Das sind durchaus beliebte Spiele der Kinder. So begegnet es uns oft, dass, um mit Bartimäus vertraut zu werden, diese Erzählung damit eingeleitet wird, dass zunächst einem Kind eine Augenbinde umgebunden wird und dieses sich dann durch den Raum tastet oder geführt wird. Die Erfahrung: Ich kann nicht sehen.

Eine Grunderfahrung vom Heil her entdecken

Was ist die Botschaft der Erzählung? Die Sehnsucht des Blinden, wieder sehen zu können und das, was zum Sehen führt, werden besonders ausgefaltet und gewichtet: Bartimäus möchte sehen, er schreit nach Jesus, er läuft auf ihn zu, er sagt, was er will: „Ich will wieder sehen!“ Er glaubt und wird geheilt. Er sieht. Die Erzählung ist am Ziel. Im neuen Licht kann er Jesus folgen.
Wir möchten die Kinder auf den Heils-weg mitnehmen. Die Heils-erfahrung, die Freude am Sehen ist das Ziel. Vom Ziel her beginnen wir, vom richtigen Sehen, und üben es ein. Der ganzheitliche Weg der RPP ist ein heilsamer Weg, er hat einen heilsorientierten Ansatz.

Die Heilung des Bartimäus wird zur Frage

Im Sehen ist der Sinn des Auges offen für die Welt. Wir beginnen also mit der Grunderfahrung des Tores, die uns schon in der vorausgehenden Einheit geführt hat. Indem wir das Tor spielen, öffnen wir uns selbst. Der äußere Weg wird ein innerer Weg. Wir gestalten einen bunten Weg zum Tor, der froh sein kann, ausgebreitet im Licht. Wir gehen durch unser Leben, sind auf dem Lebensweg, in den hinein Jesus sein heilsames Wort sprechen will.
Wahrnehmungsübungen des Sehens und die Haltung des Vertrauens können in diesem Grundbild eingeübt werden.

Aufgrund dieser Erfahrungen und der dann folgenden Erzählung können wir am Ende fragen:

Wo sehe ich nicht? Wo will ich nicht sehen? Wen übersehe ich? Ist Jesus in meinem Blick?
Dann fügen wir die Bitte an den Heiland, den heilenden Herrn, der Licht schenkt, an: „Jesus, lass mich richtig sehen!"

Gestaltung: Die Heilung des blinden Bartimäus

Wir versammeln uns im Schauen und bilden den Kreis

- Die Gruppenleiterin beginnt noch einmal wie in der vorausgegangenen Gestaltung mit dem Tor und zeichnet mit der Hand ein Tor in die Luft. Sie macht eine große Handbewegung von links unten, nach oben und nach rechts unten.

Ich habe euch etwas gezeigt, das ihr schon kennt. Wir wollen es alle noch einmal machen ...
Da ist ein Tor, viele Tore in unserem Kreis.
Von den Toren haben wir schon gehört, erzählt. Jeder hat ein schönes Tor gestaltet.
Wir können, auf unserem Stuhl sitzend, noch einmal ein offenes Tor zeigen.
Mit den Händen öffnen wir uns.
Die Hände sagen: Komm herein!

- Mit vier oder fünf braunen Tüchern legen wir ein Tor in die Mitte des Kreises.

Wir beginnen das Sehen und die Offenheit füreinander zu sensibilisieren

Wir schauen einmal im Kreis. Wer ist da?

- Die Augen wandern von einem Kind zum anderen.

Wir schließen die Augen: Können wir noch alle sehen?
Fehlt heute jemand im Kreis?
Wir schauen nochmals im Kreis ...
Dann schließen wir die Augen und suchen das Kind, das uns gegenüber sitzt.
Weiß ich ihren/seinen Namen? Weiß ich, was sie/er heute an hat? Wie ihre/seine Haare aussehen? Und so weiter.

- Wir öffnen die Augen, schauen hin und nicken uns zu.

Wir schließen nochmals die Augen und schauen, wer rechts und links neben uns sitzt.
Weiß ich ihren/seinen Namen? Was hat sie/er heute an?
Ich öffne die Augen und schaue hin, nach links und nach rechts.

Wenn meine Augen offen sind, dann kommen die Farben in mich hinein, ich kann sie in mir sehen.
Wenn ich die Augen schließe, kann ich sie vielleicht immer noch sehen.
Ich kann mich an meine Nachbarn und an ein Gegenüber erinnern.

- Wir schauen im Kreis, wir schauen das Kind gegenüber.

Manchmal schließen wir auch die Augen und wollen nichts sehen.
Nichts soll in mich hineinkommen.

Text und Melodie:
Franz Kett

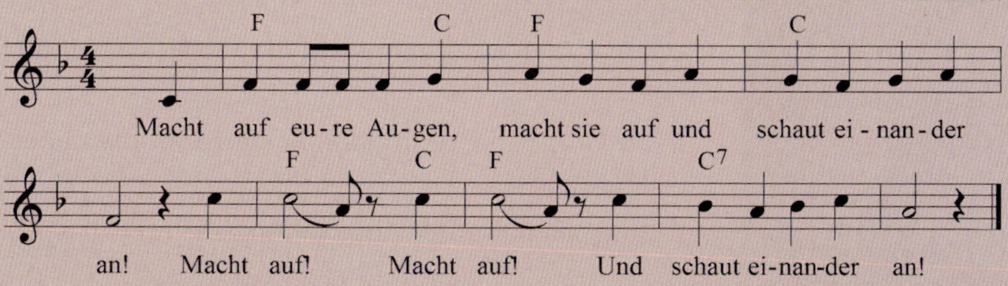
F C F C
Macht auf eu - re Au - gen, macht sie auf und schaut ei - nan - der
F C F C7
an! Macht auf! Macht auf! Und schaut ei-nan-der an!

- Alle nehmen sich noch einmal Zeit, um im Kreis einander anzuschauen.

Wir begegnen dem Licht in der Mitte

Nach dieser Kreisbildung – unter dem Aspekt des Sehens (Wahrnehmens) – üben wir als zweite Erfahrung besonders dieses Sehen ein: Das Schauen der einen Flamme, die uns auch Freude bringt. Die Freude am Licht lässt uns aufleben, aufstrahlen.

Die Augen sind Tore für das Licht, für die Welt im Licht und können in uns Licht wirken.
Sensibel werden heißt, mit den Sinnen wahrnehmen, und zwar feiner als gewöhnlich, sozusagen mehr „Sinn" sein. Was der Sinn im Wesentlichen ist, soll sich mehr ausprägen, nämlich empfänglich werden, offen werden und die Welt zulassen. Das Tor ist offen für das, was zu ihm kommt. Ich warte auf das Licht als eine Gabe. Vielleicht muss ich lange warten. Ich lasse mich beschenken.
Die ganzheitliche Sensibilisierung des Sinnes, der ja wie nach außen, zur Welt, orientiert scheint, wirkt gerade nach innen. Sie öffnet den Menschen, das „Herz", den inneren Sinn als Raum für die Begegnung mit Jesus.

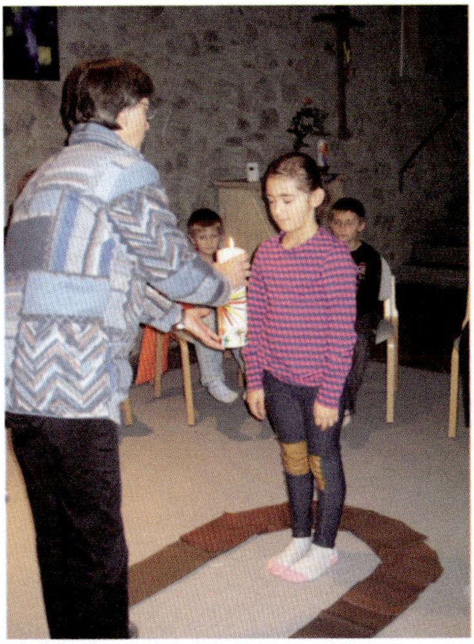
Sei wachsam und bleib in Erwartung

- Die Jesuskerze wird entzündet.

Die Gruppenleiterin behält sie noch bei sich.

- Ein Kind stellt sich in das Tor und schließt die Augen.

Du stehst da im Tor. Du wartest, bis es vor deinen Augen sehr hell wird.
Wenn es hell wird, kannst du die Augen wieder öffnen.

- Die Gruppenleiterin trägt die Kerze vor die Augen des Kindes.
- Das Kind öffnet die Augen, wenn es ihm hell wird.

Das Licht kommt zu mir. Dabei wird auch wieder die Grunderfahrung angesprochen: Das Heil kann ich nur erwarten, es ist eine Gabe.

Wir suchen das Licht

- Mehrere Kinder sollen auf unterschiedliche Weise das Licht erfahren und schauen.
  Mit bunten Tüchern wird ein Weg spiralförmig um das Tor gelegt, er beginnt irgendwo seitwärts, führt dann aber auf der anderen Seite bis ins Tor (siehe S. 27).
- Ein Kind stellt sich auf den Weg.

- Die Gruppenleiterin stellt sich mit dem Licht (Jesuskerze) im Abstand zum Kind auf den Weg.

Du schaust den Weg von dir bis zum Licht. Jetzt lässt du die Augen zufallen und gehst auf das Licht zu, zu mir, bis es dir vor den Augen hell wird.

- Ein anderes Kind stellt sich auf den Weg. Es schließt die Augen und wartet.

Da ist ein Weg, du stehst auf dem Weg. Es ist dunkel und still. Du wartest. Vielleicht geschieht etwas Besonderes, dass es hell wird vor deinen Augen.

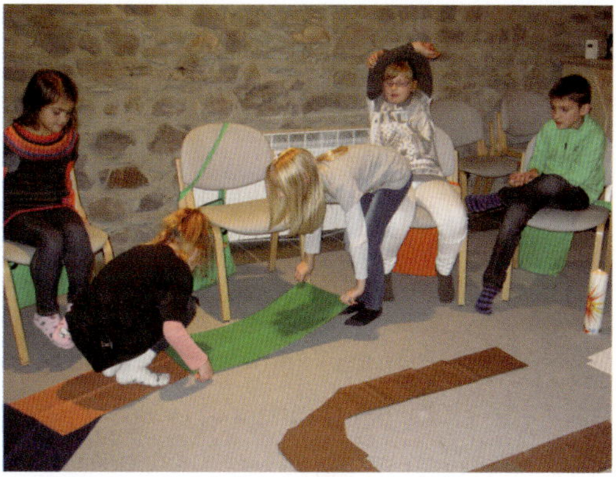

Wir eröffnen einen Weg zum Licht

- Die Gruppenleiterin geht mit der brennenden Kerze zu dem Kind hin, sodass es vor seinen Augen warm und hell wird.
- Ein anderes Kind stellt sich auf den Weg. Es schließt die Augen und wartet.

Auch du stehst auf dem Weg. Du siehst die Farben nicht. Aber du kannst hören. Wenn ich rufe, kommst du mit geschlossenen Augen zu mir, bis es dir hell wird.

- Die Gruppenleiterin stellt sich etwas entfernt vom Kind auf den Weg und ruft: „Komm!“
- Das Kind geht mit geschlossenen Augen auf das Licht zu und erfährt das Licht.

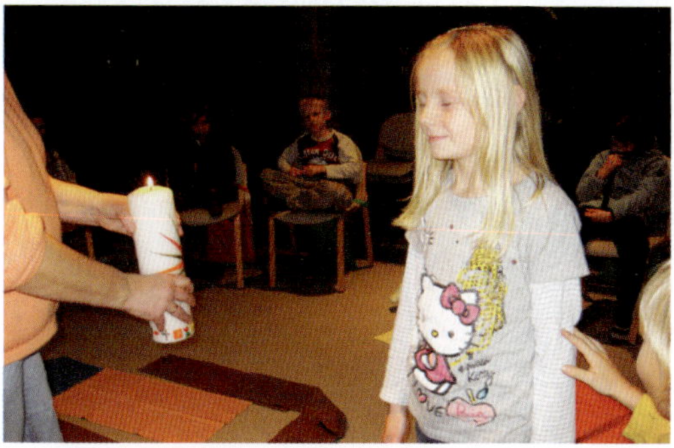

Dem Ruf folgen und zum Licht finden

Warten ist zunächst Passivität, doch in der Sehnsucht ist es auch ein Ausschau-halten, ein Er-warten, Gesammelt-da-sein. Erwartend hofft ein Mensch, er steht nicht herum, erfährt nicht zufällig die Begegnung mit Jesus.
Er sucht vielmehr mit allen Kräften das Licht. Er wird sensibel für den kleinen Schein, der Zeichen des neuen Lebens wird.

Wir Menschen „rufen" nach dem Heil, das wir in seiner Art vielleicht gar nicht einmal kennen und werden zugleich vom Licht gerufen, das uns kennt und dem wir mit Freude entsprechen können.

Jesus schenkt dem Blinden das Licht (Mk 10,46-52)

Wir haben schon davon gehört: Jesus ist unterwegs.
Er zieht über die Straßen und durch die Dörfer im Land Israel.
Wohin er kommt, öffnen die Menschen die Türen und Tore:

- Siehe hierzu das Lied „Die Menschen öffnen Türen", 1. und 3. Strophe (S. 15 f.)

Die Menschen öffnen Türen, sie machen auf ihr Haus
aus Städten und aus Dörfern, da kommen sie heraus.

Sie machen auf die Augen und schauen Jesus an,
sie sehen, in dem Jesus, da schaut Gott selbst uns an.

„Da kommt Jesus!", sagen sie, „Jesus aus Nazaret.
Er heilt die Kranken,
er bringt Licht in unser Leben.
Er ist ein großer Prophet."

- Die Jesuskerze wird von einem Kind über den Weg getragen und ins Tor gestellt.

Einmal kommt Jesus nach Jericho. Viele Menschen begleiten ihn.
Als er durch das Stadttor wieder hinausgeht,
sitzt dort ein Mann am Weg.
Er heißt Bartimäus.
Er ist blind.

- Wir schließen unsere Augen, da wird es dunkel. Wir halten die Hände vor die Augen, da wird es noch dunkler. Wir lösen die Hände wieder.

Der blinde Bartimäus sieht nicht die Sonne,
er sieht nicht die Blumen, er sieht keinen Menschen.
Dunkel ist es in ihm, stockdunkel.
Er hört nur die Schritte und Stimmen.
Seine Hände hält er den Menschen wie eine Schale hin.
Er bettelt.

Erst in der Erzählung wird die Dunkelheit des Bartimäus besonders angesprochen. Die Kinder können sich hier mit dem blinden, bettelnden Bartimäus identifizieren.
Die Haltung lädt dazu ein. Die Dunkelheit, die Armut, das „Ausgeliefertsein" werden angesprochen.

- Alle machen die Geste mit der offenen Hand: die bettelnde Schale. Verstärkend können sie sich vorneigen. Vielleicht kann man auch einmal die Augen schließen, mit der Hand nur Schale sein.

Was sagt seine Hand? Gebt mir zu essen! Geht nicht vorbei!
Ich habe Hunger.

Text und Melodie:
Franz Kett

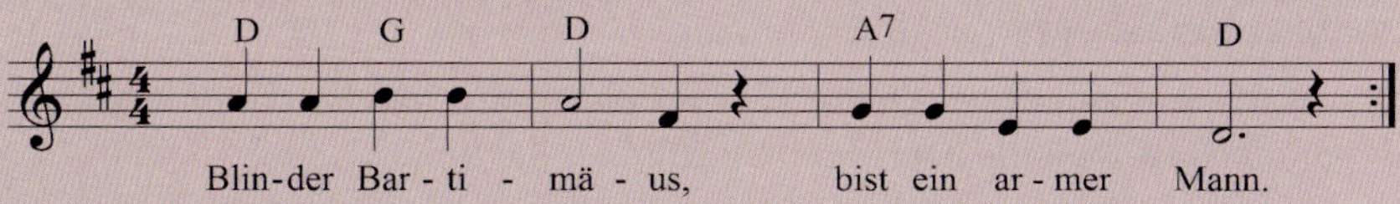
D G D A7 D
Blin-der Bar - ti - mä - us, bist ein ar - mer Mann.

Wie oft sitzt Bartimäus hier? Wie lange? Den ganzen Tag?
Viele Menschen gehen vorbei und achten nicht auf ihn.
Bartimäus ist oft sehr allein, einsam. So mag es auch in seinem Herzen dunkel sein.

- Wir wiederholen den Liedruf.

Doch an diesem Tag geschieht es. Er hört viele Menschen vorbeikommen.
Was soll das bedeuten? Die Leute sagen: „Jesus geht durch die Stadt."
Da beginnt Bartimäus zu hoffen.
Jesus von Nazaret, er wird mir helfen!
Bartimäus wird still. Er wird ganz Ohr.
Wann wird Jesus nahe sein, bei ihm sein?
Da ruft er laut: „Jesus, Sohn Davids, erbarme dich meiner!"

- Alle Kinder wiederholen: „Jesus, Sohn Davids, erbarme dich meiner!"

Im Rufen mit Bartimäus können die Kinder an der großen, aufwachenden Hoffnung des Blinden auf Jesus teilnehmen.

Viele werden ärgerlich und befehlen ihm: „Schweig!"
Da ruft er noch viel lauter: „Jesus, Sohn David, erbarme dich meiner!"

- Alle Kinder wiederholen auch lauter: „Jesus, Sohn Davids, erbarme dich meiner!"

Jesus bleibt stehen und sagt zu den Leuten: „Ruft ihn herbei!"
Sie rufen den Blinden und sagen: „Hab nur Mut, steh auf, er ruft dich!"
Da wirft Bartimäus seinen Mantel weg, springt auf und läuft auf Jesus zu.
Und Jesus fragt ihn: „Was soll ich dir tun?"
Der Blinde antwortet: „Herr, ich möchte wieder sehen."
Da sagt Jesus zu ihm: „Geh! Dein Glaube hat dir geholfen."
Im selben Augenblick kann er wieder sehen.

Was kann er sehen?

- Auf die Aussagen der Kinder singen alle: „Jesus, danke schön, ich kann sehn." (freie Melodie nach dem Ruf „Blinder Bartimäus", s. o.)

In seinem Herzen erfährt Bartimäus: „Jesus, du bist das Licht.
Jesus, du hast meine Augen und mein Herz hell gemacht."
Und er folgt Jesus auf seinem Weg.
Die Leute aber, die es sehen, staunen und preisen Gott.

Wir sehen mit Bartimäus die Welt

- Material wird bereitgestellt. Die Kinder können auf dem Weg gestalten, was Bartimäus sieht, und seine Freude zeigen: Ich kann sehen!

Gebet

Jesus, wir danken mit Bartimäus, dass er wieder sehen kann.
Ich danke dir, dass auch ich sehen kann.
Ich darf staunen über jeden Tag, wenn die Sonne aufgeht.
Ich freue mich, dass ich meine Freunde sehe
und wir miteinander spielen können.
Segne unsere Augen, damit wir einander gut ansehen,
dass wir kein finsteres Gesicht machen.

Jesus, du bist das Licht, das uns hell und froh macht.
Danke, Jesus. Amen.

Hinführung zur Gewissensbildung

Die folgende Weiterführung ist für größere Kinder möglich, für Kommunionkinder, für Schulkinder, die fähig sind, über sich nachzudenken, ihr eigenes Sehen zu reflektieren und vor Jesus hinzutragen oder die behutsam und sorgfältig dahin geführt werden sollen.

- Auf den braunen Torbogen stellen wir Lichter.

Bartimäus kann wieder sehen, und auch ich kann sehen.
Doch manchmal will ich nicht sehen, wenn mein Zimmer unordentlich und nicht aufgeräumt ist.
V/A: Jesus, lass mich wieder sehen!

- Ein Licht wird entzündet und einem Kind gegeben, das es auf den Torbogen stellt.

Bartimäus kann wieder sehen, und auch ich kann sehen.
Doch manchmal übersehe ich ein Kind, das meine Hilfe braucht, das weint und traurig ist. Ich will nicht hinschauen.
V/A: Jesus, lass mich wieder sehen!

- Ein Licht auf den Torbogen stellen.

Bartimäus kann wieder sehen, und auch ich kann sehen.
Doch ich schaue finster und böse, neidisch und habgierig.
Ich will auch haben, was die anderen haben.
V/A: Jesus, lass mich wieder sehen!

- Ein Licht auf den Torbogen stellen.

Bartimäus kann wieder sehen, und auch ich kann sehen.
Doch ich schaue lange Fernsehen, sitze vor dem Bildschirm
und will nicht sehen, dass mein Bruder, meine Schwester mit mir spielen will.
V/A: Jesus, lass mich wieder sehen!

- Ein Licht auf den Torbogen stellen.
- Weitere und ähnliche Situationen und Bitten können gefunden werden.

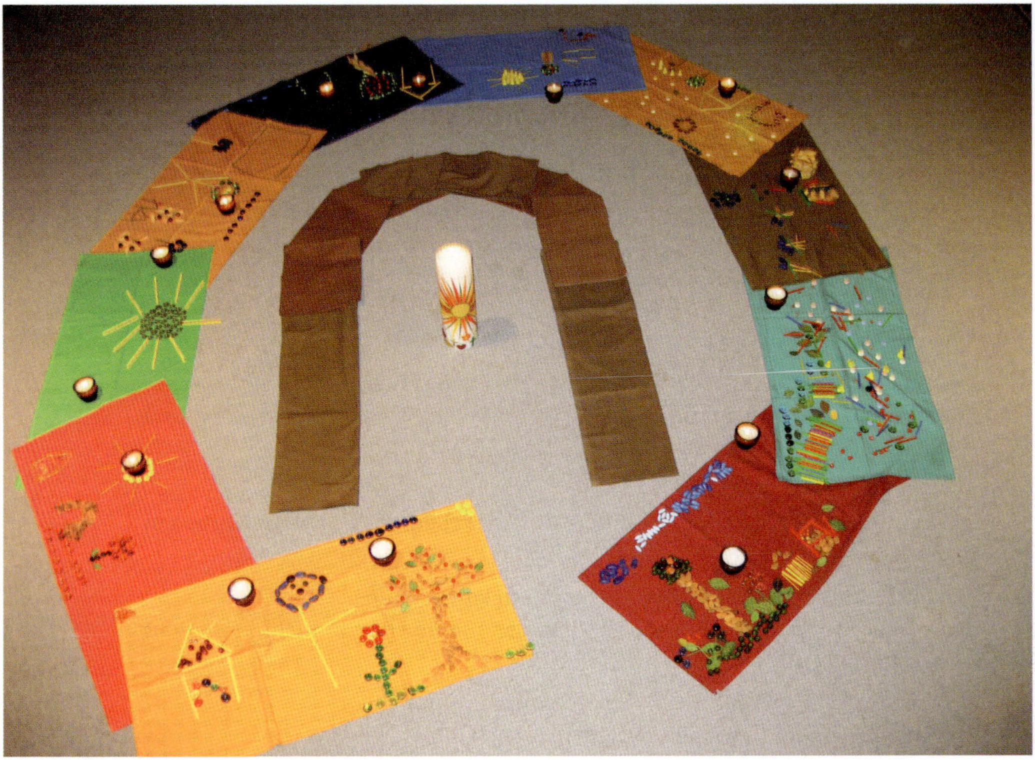

Bartimäus kann sehen – und mit ihm auch ich!

!

Tücher: vier bis fünf braune (Tor), sieben bis zehn farbige (Weg); Jesuskerze; Material zum Gestalten; Opferlichter zum Gebet

Text und Melodie:
Burgi Mitterreiter

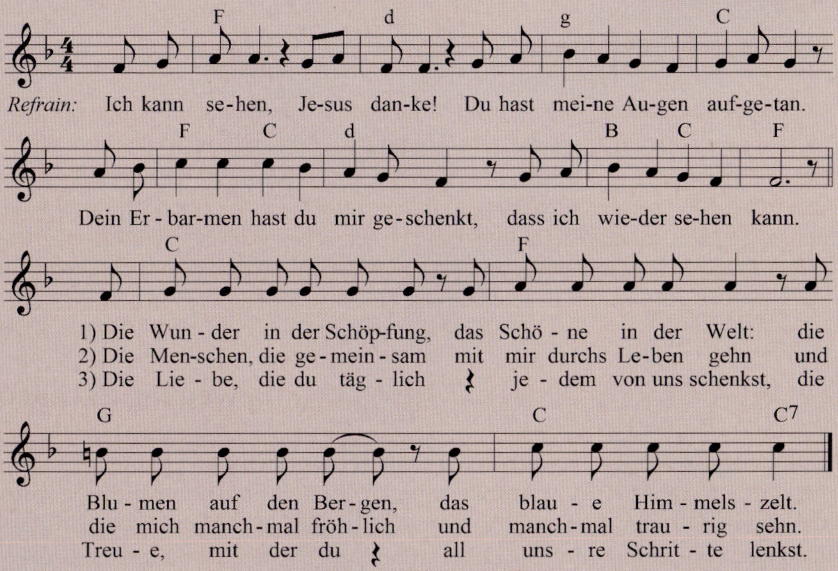
F d g C
Refrain: Ich kann se-hen, Je-sus dan-ke! Du hast mei-ne Au-gen auf-ge-tan.
F C d B C F
Dein Er - bar-men hast du mir ge - schenkt, dass ich wie-der se-hen kann.
C F
1) Die Wun - der in der Schöp-fung, das Schö - ne in der Welt: die
2) Die Men-schen, die ge - mein - sam mit mir durchs Le-ben gehn und
3) Die Lie - be, die du täg - lich je - dem von uns schenkst, die
G C C7
Blu - men auf den Ber - gen, das blau - e Him - mels - zelt.
die mich manch - mal fröh - lich und manch - mal trau - rig sehn.
Treu - e, mit der du all uns - re Schrit - te lenkst.

Die Heilung des Gelähmten

Getragen werden (Mk 2,1-12)

Text: P. Dr. Meinulf Blechschmidt

Die folgende Erzählung bringt zwei Dimensionen ins Spiel, die Jesus in der Heilung des Gelähmten anspricht, den inneren und den äußeren Menschen. Wenn wir immer wieder versuchen, Erzählungen von Jesus auch für Kleinkinder zu vereinfachen, in ersten Erfahrungen ihnen dazu Zugänge zu schaffen, so würden wir jedoch in dieser Erzählung das Ziel derselben sehr aus dem Auge verlieren und ihr nicht gerecht werden, wo der innere Mensch und das Gewissen so ausdrücklich angesprochen werden. Mit Schülern ist sie sehr gut zu gestalten.

Bewegung ist Leben

Opa und Oma freuen sich, wenn die kleinen Enkel zu ihnen kommen. Sie blühen auf. Das Leben geht weiter. Sie haben mehr Zeit für die Enkel, als sie je für die eigenen Kinder gehabt haben. Am Abend aber, ja, da freuen sie sich, dass die Enkel wieder fort sind. Die Enkel laufen und rennen, sie halten die Großeltern auf Trab. Wenn die Kinder da sind, dann ist was los!
Nicht mehr laufen können, da stirbt das Leben. Quicklebendig, so stellt man sich das Leben vor. Sich selbst bewegen und hingehen können, wohin man möchte, das ist Freiheit des Lebens.
In unserer Erzählung hören die Kinder nun von Jesus, zu dem die vielen Menschen hingehen, um den sie sich drängeln. Bei ihm ist es gut. Bei ihm werden sie heil.

Der äußere Mensch und der innere Mensch

Wir hören von einem, der zunächst nicht zu Jesus hinkommen kann, ausgeschlossen von der Menge, ganz hinten, fern von Jesus, weil um ihn kein Platz ist, nicht einmal vor dem Haus. Da ist ein Gelähmter, der nicht zu Jesus gehen

kann. Doch er wird zu Jesus getragen. Aber wie? Von vier anderen, sie decken das Dach ab, lassen ihn vor Jesus herunter.
Doch jetzt kommt alles anders als gedacht. Jesus sieht ihn und sagt nicht, was jeder erwartet, sondern: „Deine Sünden sind dir vergeben."
Was mag das bedeuten? Was hat er Böses getan? Was ist seine Sünde? War er fern von Gott? Kann Jesus ins Herz schauen?
Die Pharisäer und die Schriftgelehrten haben ein Gespür für das Ungeheuerliche. Empörend, was Jesus sagt, das kann nur Gott sagen! Nur Gott kann Sünden vergeben, nur er kann das Herz heilen, mit einem Menschen neu anfangen.
Jesus weiß um diese Gedanken, deshalb sagt er: „Was ist leichter zu sagen: Deine Sünden sind dir vergeben!, oder: Steh auf und geh? Damit ihr aber glaubt, dass ich die Sünden vergeben kann, deshalb sage ich: Steh auf und geh!"

Welche Botschaft für die Kinder?

Was werden, was können die Kinder in der Geschichte hören, von Jesus und vom Menschen – und für sich selbst?
Sie können hören, dass einer krank ist und auf andere angewiesen,
dass Menschen sich um ihn kümmern, dass sie alles Merkwürdige dafür tun,
dass Jesus anders denkt als die Leute, dass er ins Herz schaut,
dass sein Wort Macht und Kraft hat,
dass das Herz wichtiger sein kann als das Gehen,
dass Jesus uns innen und außen gesund machen will,
dass es gut ist, ganz dicht bei Jesus zu sein.

Welche Grunderfahrung können wir ins Bild bringen?

Welche Spur für eine Grunderfahrung können wir für unsere Kinder entdecken?
Die Geschichte spielt in einem Haus, genauer schon vor dem Haus. Die vielen Leute kommen nicht bis zu Jesus hin. Zu Jesus ins Haus gehen, ist unmöglich. Im Ablauf der Geschichte zeigt sich der Wert der Nähe zu Jesus, bei ihm zu sein, immer deutlicher. Sie ist wirk-lich heilsam.
Das Gehen rückt in den Hintergrund. Wie kann der Geheilte plötzlich durch die dichte Menge weggehen, wenn er vorher nicht hineingebracht werden konnte? Alle Bewegung in der Geschichte kommt bei Jesus zur Ruhe.

Die Begegnung mit ihm wird zur Herzensbeziehung.
Die Herzensbeziehung wird schon vorbereitet, wenn der Mann von anderen so spektakulär getragen wird. Alles tun sie für ihn. Was müssen das für Freunde sein? Welcher Glaube, welches Vertrauen in Jesu Kraft? Welche Sehnsucht nach Jesus?
Wir können für die Erzählung und aus ihr heraus zwei verschiedene Grundhaltungen einüben:
Einerseits die doppelte Grundhaltung des Tragens: Ich werde getragen, und andere tragen mich.
Andererseits die zweifache Grundhaltung des Vertrauens: Ich lasse mich tragen und ich trage den anderen zum Guten, lasse ihn nicht fallen.
In beiden Erfahrungen wird die Verkündigung vorbereitet, dass die Nähe zu Jesus Heil ist, dass seine Nähe bei mir gut ist.
Wir treten in ein helles Haus ein, das schützt und Heil birgt, wohin alle wollen, weil dort jeder geborgen ist. Mit vielen anderen sind wir im Haus, versammelt um Jesus.
Wer ist die Mitte? Er. Bei ihm ist es gut.
Ist mein Herz offen für ihn wie ein Haus? Wer kann mir nahe kommen?
Die Vergebung der Sünden könnte unter diesem Blickwinkel gefasst werden: Das Herz für Jesus öffnen. Bei ihm ankommen und mit ihm da sein, das ist Heil, das ist Lebenskraft.

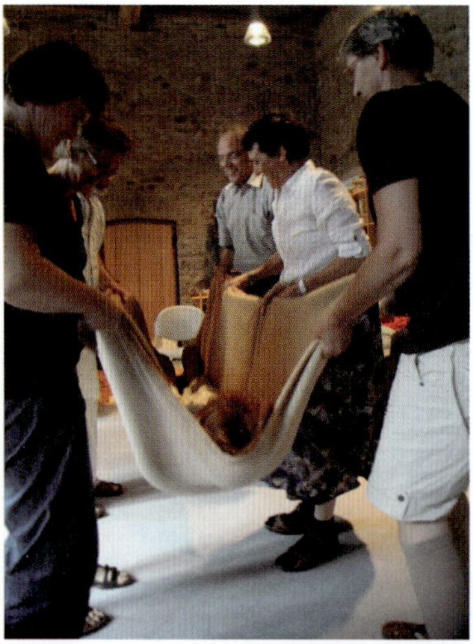

Ich bin getragen: Das ist gut!

Gestaltung:
Die Heilung des Gelähmten

Erfahrung: Andere tragen mich

Übung mit einer Wolldecke

- Wir legen eine Wolldecke in die Mitte des Kreises. Ein Kind legt sich darauf.
- Die Gruppenleiterin, eine andere Erwachsene und die Kinder tragen zusammen das Kind auf der Decke: Wir heben die Wolldecke langsam hoch und tragen das Kind. Wir können es ein wenig schaukeln.
  Wir lassen es langsam wieder hinunter auf den Boden.

In dieser Übung können alle Kinder erfahren: Ich werde getragen. Andere halten mich und lassen mich nicht fallen. Ich bin geborgen. Eine Grundhaltung des Vertrauens wird angesprochen.

Erfahrung: Im Haus bin ich geborgen

Übung im Haus

- Wir legen ein gelbes Tuch in die Mitte und formen es mit dem spitzen Dach zu einem Haus.

Ein Haus liegt in unserer Mitte. Wir sehen das Dach.

- Wir machen mit unseren Armen und Händen eine entsprechende Gebärde.

Das Dach schützt uns.
Das Haus ist hell. Ist die Tür offen?

- Wir machen mit unseren Armen und Händen wieder eine entsprechende Geste.

Wir sehen das helle Haus und können an helle Häuser denken.
An welches Haus denkt ihr? Wo sind die Menschen hell und freundlich zueinander?

- Die Kinder nennen ihre Vorstellungen. Sicherlich können sie aus ihren eigenen Erfahrungen mitteilen. Vielleicht kommen sie auch auf biblische Begebenheiten wie z.B. die Erzählung von Zachäus oder vom barmherzigen Vater.

- Wir schließen die Augen und suchen das helle Haus.

Wie ist es dort? Wer wohnt dort?

Wir erinnern an die Erfahrung der Geborgenheit, in der Nähe Jesu zu sein, der Leben schenkt; an das Haus als bergendem Lebensraum, an das Nach-Hause-kommen, an das Zu-Hause-sein.

- Jeweils ein Kind darf in das Haus eintreten, die Augen schließen.

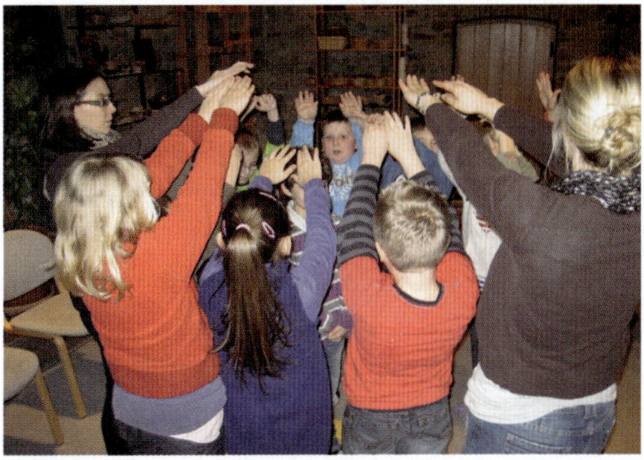

Wir geben Schutz und bieten Geborgenheit

- Die anderen Kinder stehen im Kreis um das Haus und halten schützend die Hände zur Mitte hin über den Kopf des Kindes oder gehen ein andermal singend im Kreis zu dem Ruf:

Text und Melodie:
Franz Mitterreiter

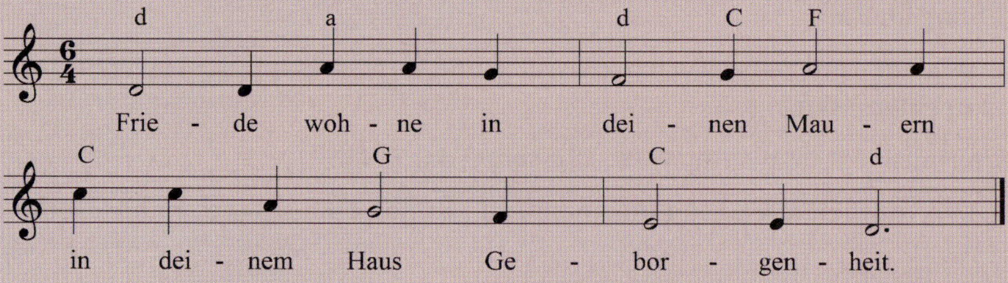
d a d C F
Frie - de woh - ne in dei - nen Mau - ern
C G C d
in dei - nem Haus Ge - bor - gen - heit.

Wie ist es in diesem Haus?
In diesem Haus ist kein Streit, es ist Frieden im Haus ...

Wir versammeln uns im Haus

- Alle Kinder dürfen sich ein farbiges Tuch aussuchen, um damit ein Haus vor sich hinzulegen, rund um das Haus in der Mitte.

Viele Häuser sind in unserem Kreis. Jeder hat sein Haus, worin er wohnt. Aus unserem Haus können wir weggehen und wieder zurückkommen. Wir können auch andere besuchen, wenn das andere Haus offen ist.

In unserer Mitte ist auch ein Haus, ein Haus unter vielen Häusern.
Es ist hell und freundlich, die Tür ist offen.
Ich kann eintreten.

- Die Gruppenleiterin stellt sich in das Haus.

Mein Haus ist offen. Es ist gut in meinem Haus.
Ich rufe: N., komm!

- Das gerufene Kind stellt sich zu ihr in das Haus.

- Dieses Kind ruft dann ein nächstes, das sich auch in das Haus stellt.

Immer mehr Menschen versammeln sich in meinem Haus. Jeder bringt einen anderen mit.
Es ist kein Platz mehr. Das Haus ist voll.
Jetzt geht jeder wieder in sein Haus zurück!

- Alle setzen sich wieder.

Wir hören von Jesus (Mk 2,1-12)

Wir machen uns wieder auf den Weg mit Jesus. Jesus geht durch die Städte und Dörfer.

- Die Jesuskerze wird entzündet, die Gruppenleiterin geht einmal im Kreis um die Häuser, stellt dann die Kerze in das Haus in der Mitte.

Die Menschen öffnen ihre Häuser, sie gehen mit ihm. Sie wissen, bei Jesus ist es gut. Und wenn er in ein Haus geht, kommen sie bald gelaufen. Sie wollen dicht bei Jesus sein, ehe er weitergeht.

Jesus kommt nach Kafarnaum. Und kaum wird es bekannt, dass er in ein Haus geht, da sagt es schon einer dem anderen. Alle drängen sich zu Jesus. So viele Leute kommen, dass nicht einmal vor dem Haus noch Platz ist. Die kleine Gasse vor dem Haus ist voll.

Jesus verkündet Gottes Wort. Alle wollen ihn hören, denn seine Worte sind gut: Im Herzen der Menschen wird es hell und sie werden froh.
Jesus erzählt von Gott, seinem Vater, der alle liebt. Und er sagt ihnen: Das Reich Gottes ist nahe.
Die Menschen spüren: Wenn Jesus da ist, ist Gott ganz nah.

Und da geschieht etwas:
Sie bringen einen Gelähmten. Vier Männer tragen einen Mann auf einer Bahre. Der Mann kann weder gehen noch stehen. Die vier Männer wollen ihn zu Jesus bringen, dass der ihn gesund macht.
Doch die Männer kommen mit dem Gelähmten nicht zu Jesus, weil so viele Leute sich dicht um Jesus drängen. Das Haus ist voll!
Da decken sie das Dach des Hauses ab und lassen den Gelähmten auf seiner Tragbahre durch die Öffnung direkt vor Jesus hinunter.

- Das Bild „Heilung des Gelähmten“ (RPP 1/1984 oder 1/2013) wird in das Haus gelegt.

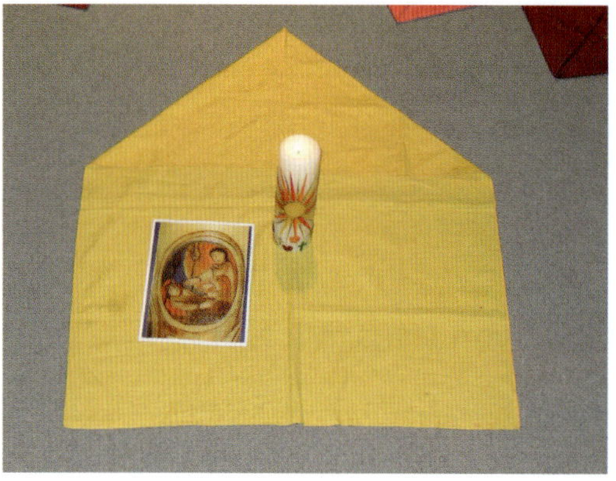
In diesem Haus ist das Heil erschienen

Als Jesus ihren Glauben sieht, sagt er zu dem Gelähmten: „Mein Sohn, deine Sünden sind dir vergeben."
Die Pharisäer und Schriftgelehrten hören es und sagen: „Wie kann Jesus so reden? Er kann doch nicht Sünden vergeben, das kann nur Gott."
Jesus erkennt, was sie im Herzen denken, und sagt: „Warum zweifelt ihr? Was ist leichter, zu dem Gelähmten zu sagen: Deine Sünden sind dir vergeben, oder zu sagen:
Steh auf, nimm deine Tragbahre und geh umher?
Ihr sollt aber erkennen, dass ich die Vollmacht habe, hier auf der Erde Sünden zu vergeben."
Und er sagt zu dem Gelähmten: „Ich sage dir: Steh auf, nimm deine Tragbahre und geh nach Hause."
Der Mann steht sofort auf, nimmt seine Tragbahre und geht vor aller Augen weg.
Da staunen alle und laut preisen sie Gott: „Das haben wir noch nie gesehen. Du wirkst mit Gottes Kraft."

Gebet

Jesus, du siehst in das Herz des Menschen.
Im Herzen ist Gutes und Böses.
Niemand kann hineinschauen, nur du allein.
Du erkennst Helles und Dunkles,
du siehst das Leid und die Not,
Verschlossenheit, Stolz und Härte.
Du willst das Herz heilen.
Du sagst: Gott soll in deinem Herzen wohnen,
alles Böse soll fortgehen.
Jesus, schau auch in mein Herz und heile es,
dass Gott darin wohnt. Amen.

Gestaltung

- Alle gestalten ihr Haus, indem sie ein Herz hineingestalten. Jesus soll in meinem Haus wohnen.

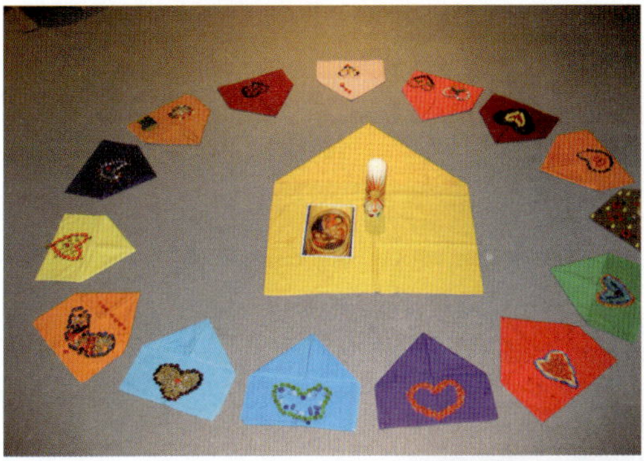

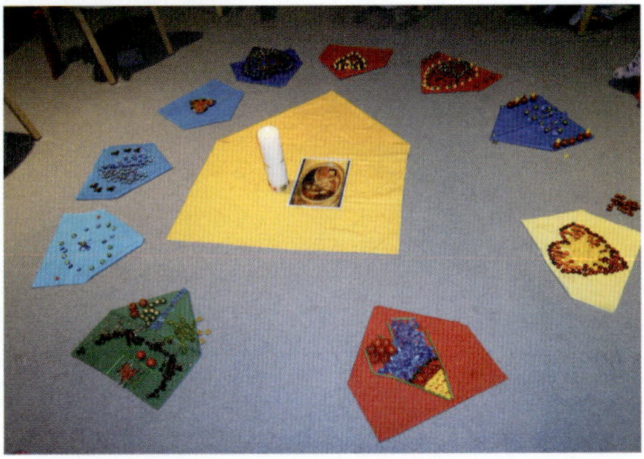

Material

feste Wolldecke; gelbes Tuch für das Haus; Bild: Jesus heilt den Gelähmten (aus Mappe RPP 1/1984 oder 1/2013); farbige Tücher für Häuser für jedes Kind; Jesuskerze; Material zum Gestalten

Text und Melodie:
Burgi Mitterreiter

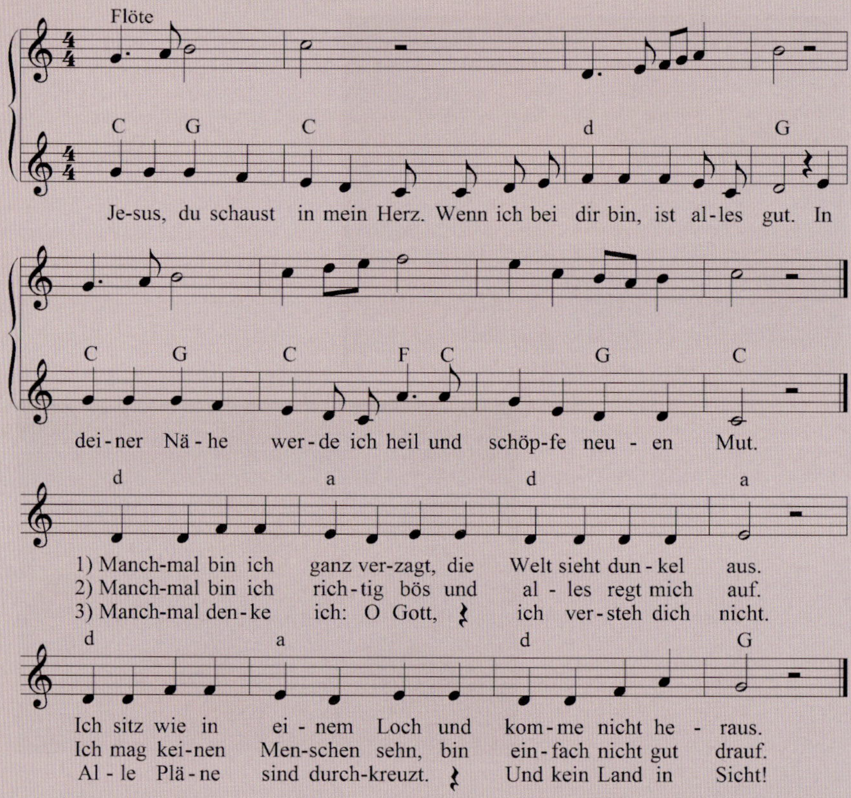
Flöte
C G C d G
Je-sus, du schaust in mein Herz. Wenn ich bei dir bin, ist al-les gut. In
C G C F C G C
dei-ner Nä-he wer-de ich heil und schöp-fe neu-en Mut.
d a d a
1) Manch-mal bin ich ganz ver-zagt, die Welt sieht dun-kel aus.
2) Manch-mal bin ich rich-tig bös und al-les regt mich auf.
3) Manch-mal den-ke ich: O Gott, ich ver-steh dich nicht.
d a d G
Ich sitz wie in ei-nem Loch und kom-me nicht he-raus.
Ich mag kei-nen Men-schen sehn, bin ein-fach nicht gut drauf.
Al-le Plä-ne sind durch-kreuzt. Und kein Land in Sicht!

Das Gleichnis vom barmherzigen Samariter

Dem anderen nahe kommen (Lk 10,25-37)

Text: Sr. Esther Kaufmann

Kinder wollen die Welt entdecken, erobern. Kinder experimentieren, versuchen, probieren aus und machen ihre Erfahrungen, sie wagen Neues. Mit ihnen kann man noch einmal sehr elementar Welterfahrung machen. Neben dieser offensichtlichen und spannenden Seite, das Wissen zu vermehren und Durchblick zu gewinnen, gibt es die andere, dass Kinder sehr genau wahrnehmen und fragen, wie wir ihnen begegnen und ob das, was wir tun, gut ist. Verlässlichkeit, zum eigenen Wort stehen, gütig sein, Zeit haben, gerecht sein und vieles mehr nehmen sie wahr und beurteilen es. Diese Frage wird für ein gelingendes Leben immer wichtiger: Wie sollen wir leben?

Was soll ich tun?

In den Heilungsgeschichten des Evangeliums werden wir indirekt auch dahin geführt. Wir sind ja nicht blind, sagen wir, aber sehen wir richtig? Andere Geschichten befragen uns: Was tun wir mit den Händen, wie gehen wir, wohin? Wie hören und reden wir? Wie gehen wir miteinander um?
„Wie soll ich leben?“ Das ist keine beiläufige Frage, es ist die Frage, die uns ständig bewegt. Wie oft am Tag fragen wir uns: „Soll ich ...?“ Wie oft sagen wir den Kindern: „Du sollst ...! Tu das!“ Dann kommen die Konflikte. Was soll ich, was sollst du tun? Die Frage betrifft den Sinn des Handelns, den Sinn unseres Lebens, die Harmonie der Gemeinschaft. Wir wollen doch nicht ins Leere laufen.

So fragt auch der Gesetzeslehrer: „Was muss ich tun, um das ewige Leben zu gewinnen?“ Ewiges Leben: Das ist das Leben bei Gott, das Leben in Fülle. Jesus lässt ihn selbst die Antwort geben, die geschrieben steht und die er doch kennen muss: Du sollst Gott ungeteilt lieben und deinen Nächsten wie dich selbst. „Handle danach“, sagt Jesus, „und du wirst leben.“

Wem werde ich zum Nächsten?

„Und wer ist mein Nächster?“ Mit dieser Frage kann der lange Weg der Entschuldigungen und der Untätigkeit beginnen!
Jesus erzählt darauf die uns bekannte Geschichte vom barmherzigen Samariter. Wenn wir recht hören, werden wir betroffen sein von jenen, die vorbeigehen. Diese zweimalige, markant kurze Formulierung: „Er kam, sah ihn und ging weiter.“ Haben wir in der Not nicht auch schon diese Herzlosigkeit erfahren? Erinnern wir uns auch, selbst an der Not anderer vorbeigegangen zu sein? So ist es.
Doch was ist unsere eigene Sehnsucht? Wenn wir hoffnungslos allein sind und wie am Ende, dass unerwartet Hilfe, Verstehen, Zuwendung, ein Wort der Liebe käme! Dass jemand uns ganz nahe käme! Wir würden neu leben.
So kehrt Jesus die Frage um. Frage nicht: „Wer ist mein Nächster?“, sondern frage: „Wem bin ich der Nächste?“ Wem muss ich ganz nahe kommen? Nicht ich soll im Mittelpunkt stehen und warten, bis jemand zufällig in meine Nähe kommt, ihn dann einlassen, sondern der andere, der Mensch in Not, ist das Maß, dem ich nah oder fern sein kann.

Jesus, der barmherzige Samariter

Ganz wichtig ist, dass Jesus es ist, der diese Geschichte erzählt. Sie ist nicht nur eine „gute Verhaltensregel“, aus guter Beobachtung abgeleitet, sondern sie ist der Weg, das Leben mit Gott zu haben, weil Jesus selbst so handelt. Er kommt, um uns zu dienen. Es ist sein Testament, sein letzter Wille beim Letzten Abendmahl: „Ich gebe mein Leben für euch.“ Er ist es, der herabsteigt, sich uns zuwendet, uns aufhelfen will. Jesus lehrt uns, zu leben wie er – und mit ihm und aus seiner Kraft.

Die Grunderfahrungen für die Erzählung: Weg und Begegnung

Welche Grunderfahrungen können wir ins Bild bringen? Wir eröffnen die Geschichte durch die Grunderfahrung: Ich gehe einen Weg, ich bin unterwegs. Der Weg kann leicht oder beschwerlich, mühsam und gefährlich sein. Wege leben von der Begegnung. Auf unserem Weg erfahren wir zweierlei: Ich bin einsam, verlassen; und: Ich kann verlassen, vorbeigehen. Ich erfahre

Begegnung; und: Ich kann Begegnung schenken. Mein Weg ist bedroht; und: Ich bedrohe den Weg eines anderen.

Mit der Erfahrung des Weges verbindet sich also die Erfahrung der Begegnung. Wege „leben" von der guten oder heilsamen Begegnung, sonst sind sie hoffnungslos. Wir versuchen deswegen, in den Wegerfahrungen die Einfühlungsgabe der Kinder zu sensibilisieren, dass sie wachsam werden und aufmerksam ihren Weg gehen. Ob sie den rechten Augenblick ihres Handelns erkennen?

Die Geschichte ist weder eine Räubergeschichte noch eine Standeskritik, auch keine unwahrscheinliche Wohltätigkeitsgeschichte. Sie ist offen, sodass jeder überall in der Geschichte sein kann, auch nacheinander. Vielleicht denkt jemand an seine eigene hoffnungslose Verlassenheit, ein anderer an die praktische Hilfe, ein dritter wundert sich über das Vertrauen des Wirtes, wieder einer erwischt sich bei seinen Vorurteilen gegen die Fremden. Gut und Böse werden nicht einfach bleibend verteilt. Der Samariter, ein religiöser Feind der Juden, ist es, der Mitleid hat und sich hinabbeugt, aufrichtet und wieder ins Leben hilft. Wir sollen wohl alle Vorurteile fahren lassen – über andere und auch über uns selbst, damit Umkehr möglich ist: Geh und handle genauso! Diese letzte Anweisung sollten wir nicht verfehlen. Jesus traut dem Frager, der ihm erst nur eine Falle stellen wollte, das zu: Geh und handle genauso!

Gestaltung: Der barmherzige Samariter

Wir versammeln uns und gestalten einen Weg

- Zwei Häuser, ein helles und ein dunkleres (dunkelrot) werden im Stuhlkreis gegenüber hingelegt.
- Ein Weg (aus zwei bis vier Seilen) führt geradlinig von einem Haus zum anderen.
- Ein Kind tritt in das eine Haus und geht dann den Weg.

So gehen wir oft Wege. Wir gehen von Zuhause fort zur Schule, zur Gruppenstunde usw.
Wer erwartet uns?

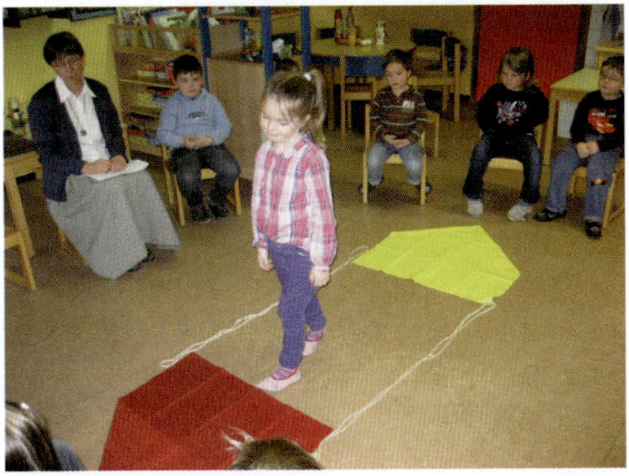

Ich gehe weg – und komme an

Manchmal sind die Wege lang. Sie sind schwer. Und rechts und links am Weg ist auch so vieles ...

- An den Weg werden rechts und links ockerfarbene Tücher angelegt.

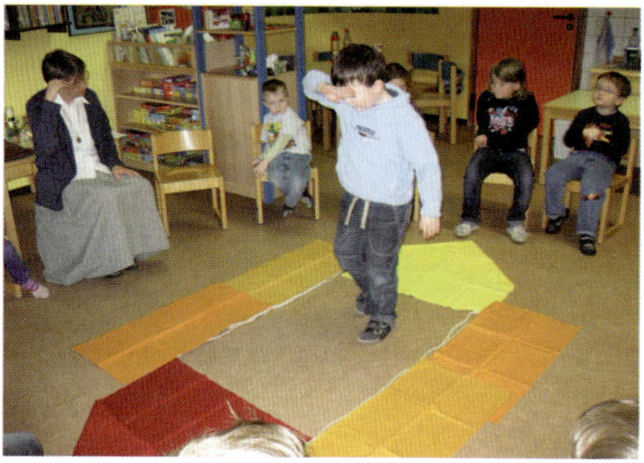

Geht es auch nur schwer voran:

Was ist an unserem Weg? Wo führt unser Weg entlang?
Wo führt er hindurch (Getreidefeld, Sonne, Sand, Wüste)?

- Die Gruppenleiterin nimmt die Vorstellung der Sonne, Hitze auf:

Wer auf unserem Weg geht, der geht durch die Hitze.
Der Weg ist schwer, mühsam.
Wenn man diesen Weg geht, wird man schnell müde, die Schritte werden langsamer. Man freut sich, wenn man sicher ankommt.

- Nochmals geht jemand diesen Weg, entsprechend langsamer, erschöpfter.
- Dann werden Steine hingelegt.

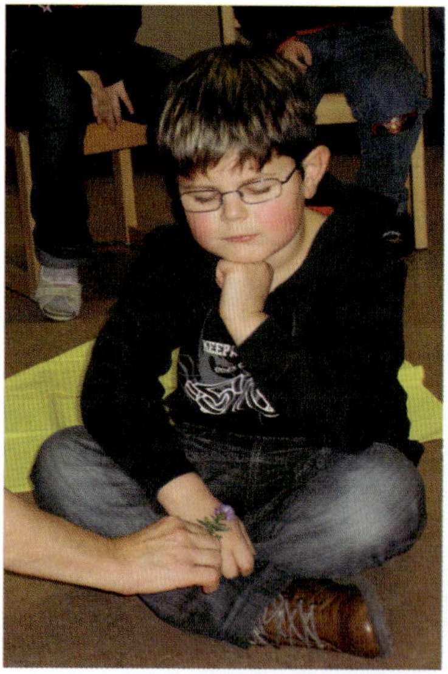

Ich fürchte kein Unheil ...

Der Weg ist heiß und trocken. Steine liegen auf dem Weg. Dornen wachsen.

- Dürre Zweige, Dornen, Disteln werden an den Wegrand gelegt.

Wir sind unterwegs und erfahren einen schweren Weg: Erschöpfung

Kinder gehen den Weg und stellen mit dem Leib, in Haltung und Gestik dar, wie ein Wanderer auf diesem Weg wohl empfindet. Alle Übungen können zwei- oder dreimal durchgeführt werden.

- Ein Kind setzt sich auf den Weg und wartet mit geschlossenen Augen.

Was ist mit ihm?

- Ein anderes Kind geht auf dem Weg zu ihm hin und darf es mit einer Blume berühren und zum Platz zurückführen. (Es ist gut, wenn die Erzieherin es selbst zuerst tut, beim nächsten Mal dann ein Kind. So werden Anweisungen vermieden, das Vorbild kann wirken.)
- Bei einer zweiten Erfahrung wird ein Kind mit einem Wassertropfen (mit dem Finger aus einem Glaskrug genommen) angerührt.

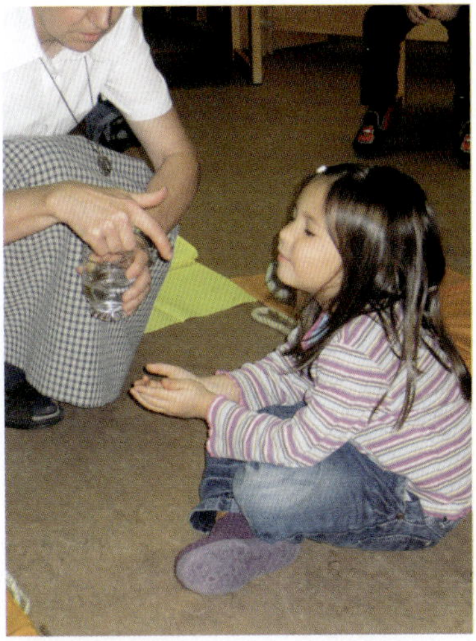
... denn du bist bei mir!

Unser Weg führt durch eine besondere Gegend, durch eine Schlucht.

- Mit braunen und schwarzen Tüchern werden Berge und Schluchten am Rande des Wegs aufgestellt.

Der Weg ist dunkel, er geht zwischen Bergen und Schluchten. Ein schwerer Weg. Man geht ihn nicht gern.

- Weitere Steine und Dornen werden (still) an/auf den Weg und in die Wüste gelegt.

Ein schwerer Weg, ein gefährlicher Weg. Wer kann sich hinter den Felsen verstecken?

- Noch einmal geht ein Kind, setzt/legt sich auf den Weg.
- Ein anderes Kind wird aufgefordert: „Du gehst auf diesem Weg von dem einen Haus zum anderen."

Vielleicht geht das Kind am liegenden Kind vorbei. Vielleicht ist es hilflos und fragt: Was soll ich tun?

- Eventuell wird nochmals ein Kind aufgefordert: „Geh den Weg! Auf dem Weg sitzt jemand. Was ist da? Was wirst du tun?"

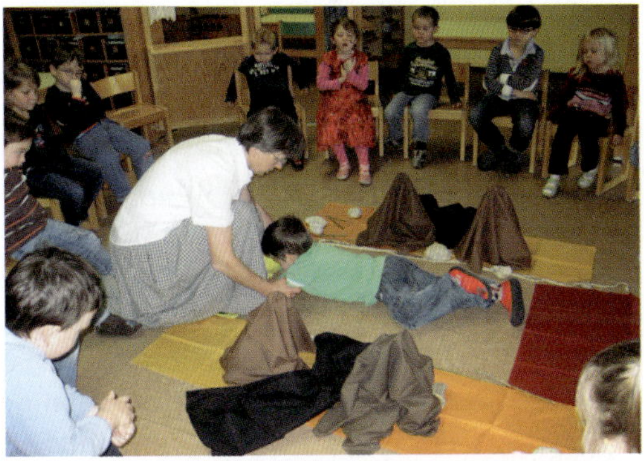
Es gibt einen Grund, warum jemand auf der Strecke bleibt

So sehen wir den Weg durch die Wüste, durch ödes Land. Wer wohnt da schon?

Ein gefährlicher Weg, denn in der Gegend hausen Räuber.
Niemand geht gern diesen Weg.

Jesus erzählt uns (Lk 10, 25-37)

- Die Geschichte könnte mit verschiedenen Klangstäben oder anderen Instrumenten untermalt werden, z.B. die verschiedenen Schritte.

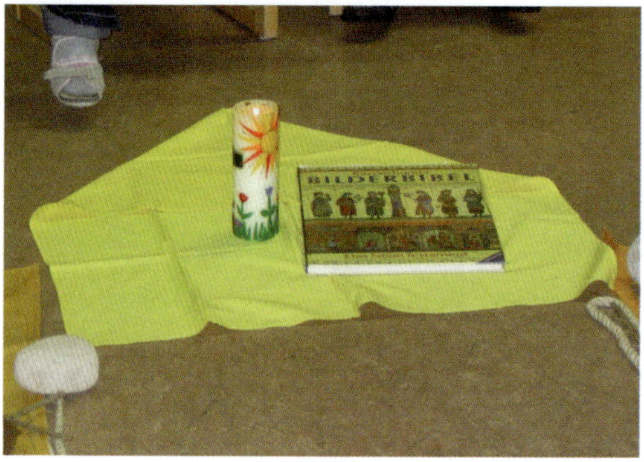

Wo Güte und wo Liebe ist, da wohnt Gott

- Die Jesuskerze wird entzündet und in das helle Haus gestellt.

Immer wieder versammeln sich die Menschen um Jesus. Sie wollen ihn hören. Seine Worte sind gut. Einmal kommt einer zu Jesus und will ihn auf die Probe stellen. Er sagt: „Meister, was muss ich tun, um ein Freund Gottes zu sein? Was muss ich tun, um das ewige Leben zu haben, um für immer bei Gott zu sein?“ Jesus spürt: Der weiß doch Bescheid. Er sagt: „Du kennst die heiligen Bücher.”

- Bibel wird in das helle Haus gelegt.

„Was steht da geschrieben?“ Jener antwortet:
„Du sollst den Herrn, deinen Gott, lieben mit ganzem Herzen und ganzer Seele, mit all deiner Kraft und all deinen Gedanken – und: Deinen Nächsten sollst du lieben wie dich selbst.”
Jesus sagt zu ihm: „Du hast richtig geantwortet. Also, handle danach und du wirst leben.“
Doch damit ist das Gespräch nicht zu Ende, es fängt erst richtig an.
Jener nämlich fragt: „Wer ist denn mein Nächster? Es kann doch nicht jeder mein Nächster sein! Wer ist es: Vater, Mutter, Bruder, Schwester? Wer mir zufällig auf der Straße begegnet?“
Da erzählt Jesus eine Geschichte.

Ein Mann geht von Jerusalem nach Jericho.
Es ist ein weiter Weg, ein steiniger Weg,
ein Weg durch die Sonnenhitze, ein gefährlicher Weg:
Räuber lauern hinter den Felsen.
Ein Mann geht diesen Weg ...
Und da geschieht es:

- Trommel

Räuber stürzen hinter den Steinen hervor,
sie fallen über den Mann her, schlagen ihn nieder, plündern ihn aus,
sie lassen ihn halbtot liegen und verschwinden.
Da liegt der Mann am Weg,
in der Hitze, ausgeplündert,
verwundet, halbtot,
hilflos, allein.
Da hört er Schritte.

- Klangstäbe

Zufällig kommt ein Priester denselben Weg herab.
Er sieht den Mann daliegen –
und geht weiter.
Und wieder hört der Verwundete Schritte.

- Klangstäbe

Da kommt ein Levit,
ein Mann, der im Tempel Dienst tut.
Er sieht den Mann daliegen –
und geht weiter.
Und wieder hört der Verwundete Schritte,
ganz andere Schritte ...

- Klangstäbe oder zwei Steine

Da kommt einer auf einem Esel geritten.
ein Mann aus Samárien, ein Samariter,
einer, von dem die Leute sagen:
Der kennt die Gebote Gottes nicht,
der gehört nicht zu Gott.
Er ist auf der Reise.
Er sieht den Mann daliegen
und hat Mitleid.
Er steigt von seinem Esel,
er geht zu ihm hin,
er beugt sich über ihn,
er verbindet seine Wunden.
Dann hebt er ihn auf seinen Esel
und bringt ihn zu einer Herberge.
Er sorgt für ihn.

Am nächsten Morgen gibt er dem Wirt Geld
und sagt: „Nimm das Geld und sorge du für ihn, pflege ihn!
Und wenn du mehr Geld für ihn brauchst,
werde ich es dir bezahlen, wenn ich wiederkomme."
Dann reist der Mann aus Samárien weiter.

Als Jesus diese Geschichte erzählt hat,
schaut er den an, der ihn gefragt hatte:
„Was meinst du: Wer von diesen dreien
ist dem Verwundeten, dem Ausgeplünderten, ganz nah gekommen?
Wer hat den, der unter die Räuber fiel,
geliebt und ist ihm gut gewesen – wie ein Freund?
Wer ist ihm der Nächste geworden?"

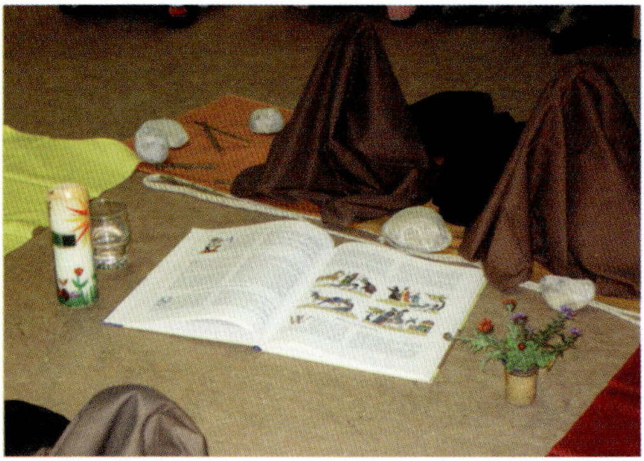

Dann geh und handle genauso!

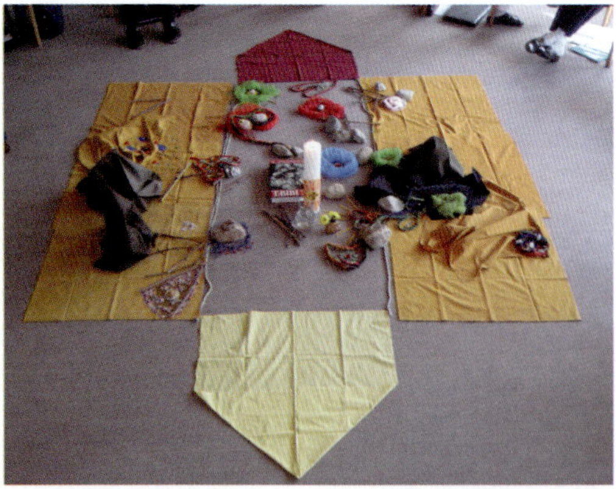

Zeichen des Heils finden sich an den unmöglichsten Orten

Der Mann antwortet:
„Der ihm Gutes getan hat,
der barmherzig gewesen ist,
der Mitleid gehabt hat,
der sich hinuntergebeugt hat,
er ist ihm ganz nah gekommen,
er ist ihm der Nächste geworden."

Da sagt Jesus zu ihm:
„Dann geh und handle genauso!"

- Die Bibel wird auf den Weg gelegt, in die Mitte oder etwa dorthin, wo die Kinder gesessen haben.

Gestaltung

- Die Kinder legen Zeichen der Liebe und der Hoffnung auf den Weg oder auf die Steine und zwischen die Dornzweige, in die Wüste.

Gebet

Guter Jesus,
einer fragt: „Was muss ich tun, um ein Freund Gottes zu sein,
um immer bei Gott zu sein, das ewige Leben zu haben?“
Du zeigst es uns.

- Die Zeichen, ein Glaskrug und eine Blume, werden zur Bibel gestellt.

Wir sollen dem, der in Not ist, nahekommen,
hingehen, uns hinabbeugen und ihm aufhelfen.
Wir sollen für einen anderen Zeit haben und nicht vorbeigehen.
Jesus, du nimmst uns mit auf deinen Weg.

- Die Kerze wird zur Bibel und den beiden Zeichen auf den Weg gestellt.

So bist du, Jesus.
Du hast Mitleid,
du schaust hin, du liebst uns
und beugst dich hinab.
Darum öffne unsere Hände und unser Herz,
damit wir den Menschen in Not helfen.
Lass uns trösten, wenn einer weint.
Lass uns Mut machen, wenn einer Angst hat.
Lass uns ein Freund sein, wenn einer allein ist.
Lass uns Freude bringen, wenn einer traurig ist.
Lass uns gut und barmherzig sein
wie der Mann in der Geschichte.
Dann sind wir verbunden mit dir, Jesus,
mit dir und deinem Leben. Amen.

Material

Tücher: zwei verschiedene für die Häuser (z.B. gelb, dunkelrot), vier ockerfarbene für die Wüste, mehrere braune und schwarze für die Berge; zwei oder vier Seile; Material für einen trockenen Weg (Steine, Dornen); Glaskrug mit Wasser; kleine Blume; Klangstäbe, Trommel; Bibel; Jesuskerze; Material zum Gestalten von Lebenszeichen

Text und Melodie:
Kathi Stimmer-Salzeder

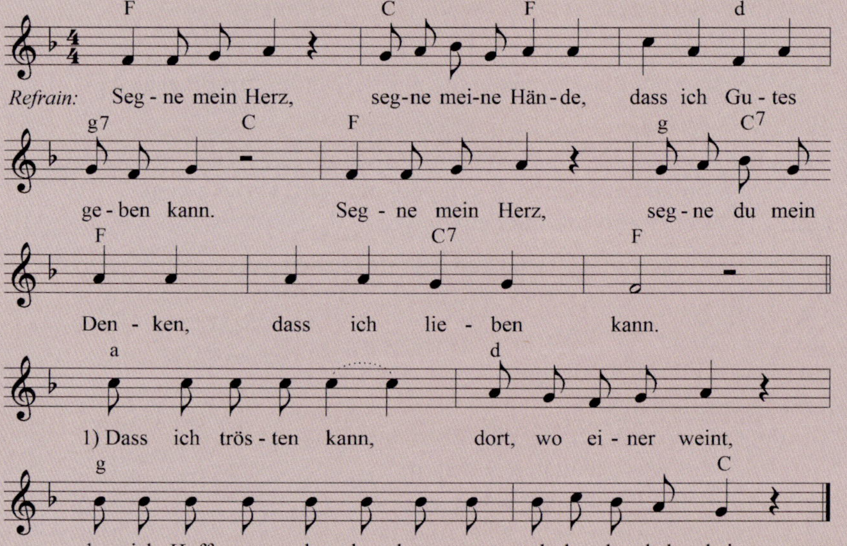
F C F d
Refrain: Seg - ne mein Herz, seg-ne mei-ne Hän-de, dass ich Gu - tes
g7 C F g C7
ge - ben kann. Seg - ne mein Herz, seg - ne du mein
F C7 F
Den - ken, dass ich lie - ben kann.
a d
1) Dass ich trös - ten kann, dort, wo ei - ner weint,
g C
dass ich Hoff - nung schen - ken kann, wo al - les dun - kel scheint.

2) Dass ich dem verzeihe, der mir Böses tut,
dem, der voller Sorgen ist, schenk mit mir neuen Mut.

3) Dass ich Freude bringe, dort, wo keiner lacht.
Lass durch mich die Menschen spürn, du hast an sie gedacht.

Der barmherzigen Samariter

Gottesdienst zum Abschluss von Kinderbibeltagen

Text: P. Meinulf Blechschmidt

„Wer ist mein Nächster?" ist keineswegs die Frage ernster Enttäuschung, dass wir niemanden fänden, dem wir Gutes tun könnten, sondern die Frage der Entschuldigung. Muss wirklich ich hier zugreifen? Muss ich da sein? Muss ich hingehen? Bin ich gemeint? Sollen doch die anderen ...!
Doch wie faszinierend sind jene Menschen, die uns den Weg zum anderen zeigen und bezeugen, die Heiligen. Der heilige Martin, die heilige Elisabeth, der heilige Nikolaus sind vielleicht die bekanntesten Gestalten. An ihnen wird die Kraft des Gleichnisses Jesu deutlich. Es tritt die Räubergeschichte des Gleichnisses ganz und gar in den Hintergrund, dass einer unter die Räuber gefallen ist und am Straßenrand liegt. Mitten in meinem Leben soll die Weisung Jesu mich ansprechen.

An Kinderbibeltagen waren diese Heiligen und ihre Geschichte Thema. Im Gottesdienst sollte nun abschließend gleichsam die Wurzel und Quelle dieser Menschenfreundlichkeit und Nächstenliebe nochmals aufgezeigt und in die Feier der Eucharistie hineingenommen werden. Gott wendet sich uns zu, Christus neigt sich herab und beschenkt uns mit seinem Leben, damit wir in die Freiheit der Liebe und in die Kraft der Hingabe versetzt werden: „Geh hin und handle genauso!"

Im Zuge der Kinderbibeltage bot es sich an, die Geschichte mit den Kindern sparsam spielerisch zu gestalten und dann in die Mitte zu führen. Wir brauchen dafür einige Personen:
Die Botschaft verkündet der Priester im Gespräch mit Kindern.
Wir brauchen einen Gesetzeslehrer, den Wanderer, den Priester und den Leviten, den Samariter und den Wirt. Dazu die Räuber, die mit schwarzen Tüchern oder als schwarze Tücher die Bedrohung aufkommen lassen und andere, die instrumental den heißen Weg und die Gefahr begleiten bzw. dramatisieren.

Gottesdienst

Eingangslied und Begrüßung

Wir sind zum Gottesdienst zusammengekommen. Das ist so leicht gesagt, doch dafür muss man zu Hause manches sein lassen, das Spielzeug, das Frühstück, die Arbeit, das Fernsehen, man muss von zu Hause weggehen, sich auf den Weg machen.
Die Wege hierher sind sehr verschieden. Manche Wege gehen an grauen Häusern vorbei, die Läden verschlossen. Es gibt Häuser, darin will man nicht gerne wohnen. Andere sind hell und freundlich.
Jetzt sind wir in diesem Haus, im Haus Gottes. Die große Tür, das Kirchentor war offen.

In der Nacht ziehen wir uns in unsere Häuser zurück und machen zu,

- Wir zeigen dies in einer Gestik: Die Hände vor sich verschließen, sich zurückziehen.

am Morgen geht die Sonne auf, es wird hell. Wir kommen heraus.

- Wir öffnen die Arme und Hände, werden weit.

Unsere Augen sind offen. Wir schauen nach rechts und links, wer neben uns sitzt. Vielleicht kommt auch ein freundlicher Blick aus unseren Augen.
Schön, dass du da bist.

Bußakt und Kyrie

Aber wir sind nicht immer so offen und freundlich,
wir sind auch verschlossen, wir schauen mürrisch oder finster.
Darauf besinnen wir uns und bitten Gott um sein Erbarmen.

1. Es ist schön, wenn wir miteinander etwas unternehmen, spielen, lernen und arbeiten.
   Manchmal wollen wir das gar nicht. Der andere stört uns.
   Wir sagen: Geh weg! Hau ab!

   Jesus, du aber rufst uns jetzt alle zusammen.

- Wir sprechen oder singen einen Kyrieruf

2. Es gibt viele Menschen, die darauf warten, dass wir zu ihnen kommen und bei ihnen sind.
Sie suchen Freunde.

Jesus, du willst unser Freund und Bruder sein.

- Kyrieruf

3. Jesus, dein Haus ist hell und offen.
Du hast ein Herz für uns.
Wenn du da bist, wenn du in der Mitte bist, wird unser Leben hell.

Jesus, komm in unsere Mitte.

- Kyrieruf

Tagesgebet, Lesung, Lied

- Im Familiengottesdienst kann die Lesung ausfallen. Es könnte auch ein Abschnitt aus 2 Kor 8,1-16 „Vom selbstlosen Geben und Teilen" gewählt werden.
- Zur Vorbereitung auf das Hören singen wir z.B. das Lied „Herr, gibt mir Mut zum Hören" (Gotteslob Nr. 521).

Evangelium (Lk 10,27-35)

- Die Verkündigung könnte so ablaufen: Sie wird mit dem Dialog eröffnet. Dann wird die Erzählung vom Spiel begleitet:

  Einer kommt von hinten durch den Mittelgang langsam nach vorn.
  In den vorderen Bänken erheben sich die Gefahren, schwarze Tücher, von Instrumenten bedrohlich ausgedrückt.
  Schließlich fallen die „schwarzen Tücher" über ihn her. Er liegt da.
  Dann kommen nacheinander zwei andere, sehen ihn, halten an, gehen weiter.
  Endlich kommt der Samariter. Er hält an, beugt sich hinab, richtet ihn auf und schleppt ihn stützend davon zum Wirt (Richtung Chorraum).

Dialog

Lektor:
Jesus steht oft unter den Menschen und kommt mit ihnen ins Gespräch – über Gott, über Gut und Böse. Die Menschen nehmen Jesus sehr ernst und fragen immer wieder: „Was meinst du?" Manchmal aber wollen sie ihm auch eine Falle stellen und ihn austricksen. So auch heute.
Da kommt ein Gesetzeslehrer zu Jesus, einer, der sich eigentlich in den frommen Dingen auskennt. Er will Jesus auf die Probe stellen.

Gesetzeslehrer:
Meister, was muss ich tun, um das ewige Leben zu gewinnen?

Jesus:
Was steht im Gesetz? Was liest du dort?

Gesetzeslehrer:
Du sollst den Herrn, deinen Gott, lieben mit ganzem Herzen und ganzer Seele, mit all deiner Kraft und all deinen Gedanken –
und: Deinen Nächsten sollst du lieben wie dich selbst.

Jesus:
Du hast richtig geantwortet. Handle danach und du wirst leben.

Gesetzeslehrer:
Du hast gut reden. Wer ist denn mein Nächster?

Jesus:
Setz dich. Ich will dir und euch allen eine Geschichte erzählen.
Ein Mann ging von Jerusalem nach Jericho hinab.
Da geht er ... durch die Hitze, durch die steinige Gegend.

Darstellendes Spiel, Erzähler

- „Der Mann" (der Wanderer) kommt durch den Mittelgang.
- Begleitmusik: Auf einem Becken imitieren wir das Flimmern der Sonne.
- Das Dunkel: Vier Kinder in den ersten Bänken heben langsam schwarze Tücher empor.

Eine gefährliche Gegend!

- Wir hören wieder das Becken klingen.

Räuber hausen dort, sie machen den Weg unsicher;

sie haben schon manchen Reisenden überfallen.

- Die Musik steigert sich gefährlich.

Und da geschieht es.

- Lauter Schlag auf einem Schellentamburin

Er wird von Räubern überfallen.

- Die „schwarzen Tücher“ fallen über den Mann her.

Sie schlagen ihn nieder und plündern ihn aus.
Dann machen sie sich davon und lassen ihn halbtot liegen.

- Er liegt am Boden, die schwarzen Tücher liegen über ihm.
  Die Kinder gehen schnell in ihre Bank zurück.

Zufällig kommt ein Levit denselben Weg herab ...

- Einer kommt ebenfalls langsam den Mittelgang vor.
  Wieder hören wir die flimmernde Hitze auf dem Becken.
  Die Schritte kommen näher, werden laut und lauter.

... er sieht ihn, bleibt stehen ...

- Der Erzähler hält eine Stille.

... und – geht weiter.

- Die Schritte verhallen.

- Ein Zweiter kommt ebenfalls langsam den Mittelgang vor.

Auch ein Priester kommt zu der Stelle ...
... er sieht ihn, bleibt stehen ...

- Stille

... und – geht weiter.

- Die Schritte verhallen.

Dann kommt – auf einem Esel – ein Mann aus Samárien. Er ist auf Reisen.

- Der Samariter kommt, dazu Begleitgeräusch: zwei Steine aneinander schlagen für die Schritte des Reittieres. Sie kommen näher, werden lauter.

Als er ihn sieht ...

- Stille

... hat er Mitleid mit ihm, steigt von seinem Reittier, geht zu ihm hin,
beugt sich hinunter, gießt Öl und Wein auf seine Wunden und verbindet sie.

Dann hebt er ihn auf sein Reittier,
bringt ihn zu einer Herberge und sorgt für ihn.

- Der Samariter geht den anderen stützend Richtung „Herberge“, wo der Wirt ist.

Da sagt der Samariter zum Wirt: Nimm ihn auf und sorge für ihn.

- Der Samariter übergibt den Verletzten.

Und noch etwas sagt der Samariter zum Wirt: Hier hast du zwei Denare. Morgen komme ich wieder. Wenn du mehr für ihn brauchst, werde ich es dir bezahlen, wenn ich wiederkomme.

- Der Samariter gibt dem Wirt Geldstücke.

Dialog

Jesus:
Nun, du Gesetzeslehrer, was meinst du:
Wer von diesen Dreien ist dem Mann, der unter die Räuber gefallen war, ganz nahe gekommen?

Gesetzeslehrer:
Der, der von seinem Esel abgestiegen ist, der sich hinabgebeugt hat,
der ihm geholfen hat, der ist ihm der Nächste geworden.
Jesus:
Also: Dann geh und handle genauso!

Skizze einer möglichen Auslegung

„Was steht im Gesetz“, fragte Jesus.

- Die Bibel holen.

Darin konnte der Mann, der Gesetzeslehrer, lesen, was er tun sollte, um das Leben mit Gott zu haben. Alles war doch geschrieben.
Das las er: „Du sollst den Herrn, deinen Gott, lieben mit ganzem Herzen und ganzer Seele, mit all deiner Kraft und all deinen Gedanken, und: Deinen Nächsten sollst du lieben wie dich selbst.“

- Die Bibel vor den Altar stellen.

Etwas war nicht geschrieben. Ja, diese Erzählung, sie war neu.

Der fremde Mann aus Samarien war so gut, er hatte Mitleid, stieg vom Esel herab, versorgte den, der unter die Räuber gefallen war. Er kam dem Armen so nah, wurde ihm der Nächste. Er spürte: Der braucht mich jetzt. Zu ihm muss ich hin und helfen.
Noch etwas stand nicht in dem Buch.

- Die Kerze entzünden, auf den Altar stellen und dann das vergrößerte Bild von Christus, der barmherzige Samariter (Codex rossanensis) dazu stellen.

Christus ist der barmherzige Samariter. Er redet nicht nur davon, er tut es. Er ist es, der herabsteigt. Von Gott, dem Vater ist er gekommen, er sieht uns an, er kommt zu uns, er gibt uns alles, damit wir das Leben mit Gott haben.
So hören wir es nachher in der Eucharistiefeier: „Das ist mein Leib für euch."

Fürbitten

1. In unserem Kindergarten/unserer Schule werden oft Kinder verspottet und fertig gemacht.
   Jesus, gib uns die Kraft, dass wir nicht mitmachen.

2. Wie oft spricht man schlecht über den anderen.
   Wir hören es und greifen nicht ein.
   Jesus, gib uns den Mut, zu widersprechen, das Gute zu sagen und uns für den anderen einzusetzen.

3. Wie oft grenzen wir Menschen aus, machen einen Bogen um sie, lassen sie stehen.
   Jesus, gib uns die Kraft, die anderen, so wie sie sind, anzunehmen und neu auf sie zuzugehen.

4. Viele Menschen leiden Not und brauchen Hilfe.
   Jesus, öffne uns Augen und Herz, dass wir sie sehen, hingehen und helfen.

5. Auch in unseren Familien gehen wir manchmal aneinander vorbei, wir sind schlecht gelaunt, haben kein gutes Wort füreinander, denken nur an uns.
   Jesus, schenke uns ein offenes Herz, dass wir in Liebe miteinander und füreinander leben.

6. Vielen Menschen geschieht Böses. Wer hilft ihnen?
Jesus, schenke der Welt den Frieden.

Gabenbereitung, Lied

- „Wenn das Brot, das wir teilen“ oder „Wo Menschen sich vergessen“

Text nach der Kommunion

Schön wär's, wenn einer, der mir nahe steht,
immer auch schon mein Nächster wär.
Aber gewöhnlich ist es einer, der mir zu nahe kommt.
Nächstens will ich den Nächsten schon lieben,
meint mancher entschlossen.
Doch keinesfalls heute.
Vielleicht sollte man nicht schon den Nächsten oder gar Übernächsten lieben,
sondern erst einmal den,
mit dem man gerade zu tun hat.
Ich möcht' ja meinen Nächsten gerne lieben
und helfen dem, der unter Räuber fiel.
Doch meine Liebe schenken auch den Dieben
und allen Räubern, das ist mir zuviel.

Lothar Zenetti

Aus: Lothar Zenetti, Auf Seiner Spur. Texte gläubiger Zuversicht

www.verlagsgruppe-patmos.de

Material

vier bis fünf schwarze Tücher, Becken, Schellentamburin, zwei Steine, Jesusbild

MitarbeiterInnen dieser Ausgabe:

Schwester Esther Kaufmann, Spabrücken, verantwortlich für die „Schwestern vom Gemeinsamen Leben", tätig in der Kinderpastoral und Sakramentenkatechese, in der Begleitung von pastoralen Gruppen in den Pfarreien, entwickelte den religionspädagogischen Weg der RPP in Zusammenarbeit mit Franz Kett

Pater Dr. Meinulf Blechschmidt, Spabrücken, Pfarrer einer Seelsorgeeinheit, engagiert in der Sakramentenkatechese für Kinder und Jugendliche, Erwachsenenkatechese, Exerzitienbegleitung

Titelbild, Bilder der Bildermappe S. 4 und 5:
Christel Holl, Rastatt, künstlerische Autodidaktin, Weiterbildungen u.a. bei Noel Dyrenforth (London), Mitglied des Künstlerkreises „Steinbach-Ensemble" und im Kunstverein Baden-Baden

Fotos:
Pater Meinulf Blechschmidt, S. 36
Sr. Monika Jäger, Kindergarten Spabrücken, S. 9, 10, 11, 12, 13, 18, 19, 21, 45, 46, 47, 48, 50;
Erstkommunion Spabrücken, S. 26, 27, 32, 37, 40, 41

Notensatz:
Johannes Kindl, Landshut, RPA-Verlag

Schriftsatz und Bildunterschriften:
Thomas Brunnhuber, Lupburg, Redakteur

Die **BILDERMAPPE** zu diesem Heft enthält acht Bilder von **Christel Holl** mit Texten von **Sr. Esther Kaufmann**.

Thema der nächsten RPP-Ausgabe: „Singend durch das Jahr"
RPP-Hits aus 35 Jahren – statt Bildermappe erscheint zu diesem Heft eine CD mit allen Liedern.

Kurse und Fortbildungen

Auf dem Weg der „Religionspädagogischen Praxis“ – RPP

Kloster Spabrücken – Anmeldung:

an:	Kloster Spabrücken, Klosterstr. 7, 55595 Spabrücken Fax: 0 67 06 / 96 00 99, E-Mail: esther@kloster-spabruecken.de
bitte schriftlich:	mit Name, Adresse, Telefon oder E-Mailadresse, Beruf, Alter
weitere Infos:	www.kloster-spabruecken.de
Leitung:	Sr. Esther Kaufmann, P. Dr. Meinulf Blechschmidt

Seminarnachmittage – Intervall:

Thema:	Mit Jesus auf dem Weg nach Jerusalem – Ostern vorbereiten a) Geschichten, die heilen (Nr. 1302) b) Den Kreuzweg gehen und Auferstehung feiern (Nr. 1303)
Termine:	a) 5. März 2013 (14 Uhr bis 17.30 Uhr) b) 12. März 2013 (14 Uhr bis 17.30 Uhr)
Kosten:	20,– € je Nachmittag

Praxisnahe Erschließung der Inhalte. Für ErzieherInnen, LehrerInnen, GemeindereferentInnen, Pfarrer, Kinder und FamiliengottesdienstleiterInnen. Einzeln buchbar!

Besinnungstag in der österlichen Bußzeit:

Thema:	In die Tiefe gehen, um zu wachsen (Nr. 1309)
Termin:	7. März 2013 (10 Uhr bis 17.30 Uhr)
Kosten:	40,– € (inkl. Mittagessen und Kaffee)

Versöhnung feiern:

Thema:	Neue Zugänge zum Sakrament der Versöhnung (Nr. 1304)
Termin:	25. April (10 Uhr) bis 26. April 2013 (13 Uhr)
Kosten:	120,– € (inkl. Übernachtung, Verpflegung, Kursgebühren)

Ein Sakrament der Heilung neu entdecken – persönliche Anfragen an dieses Sakrament klären – neue Zugänge für Kinder und Jugendliche kennenlernen

Bausteine zur Firmvorbereitung:

Thema: Sende aus deinen Geist, und das Antlitz der Erde wird neu (Nr. 1305)
Termine: 22. Mai (10 Uhr) bis 23. Mai 2013 (13 Uhr)
Kosten: 120,– € (inkl. Übernachtung, Verpflegung, Kursgebühren)
Aus dem reichen Erfahrungsschatz eines ganzheitlichen Glaubensweges mit Jugendlichen Katechesen zur Firmung gestalten und feiern. Mit dabei: Sr. Hildegard Hoiß.

Exerzitien:

Thema: Wovon wir leben (Nr. 1310)
Termine: 4. Juni (15 Uhr) bis 8. Juni 2013 (nach dem Frühstück)
Kosten: 300,– € (inkl. Übernachtung, Verpflegung, Kursgebühren)
Biblischer Impuls mit Zeichen und Symbolen – Schweigen – tägliche Eucharistiefeier – geistliches Gespräch und Begleitung

Jahrestreffen der Multiplikatoren:

Termine: a) 17. bis 20. Juni 2013 (Nr. 1311)
b) 17. bis 20. September 2013 (Nr. 1312)
Infos: bei Sr. Esther Kaufmann

RPA-Bayerwaldhaus – Kurse:

Erholung und Fortbildung im Bayerwaldhaus
Anmeldung an: Bayerwaldhaus RPA – Urlaub und Bildung, Heinzlgrün 11, 93449 Waldmünchen, bayerwaldhaus@rpa-verlag.de, Fax: 0 99 72 / 94 26 19
bitte schriftlich: mit Name, Adresse, Telefon, E-Mailadresse, Beruf, Alter

Thema: Hilfe, wir bekommen eine Krippe (Nr. 2)
Referentin: Maria Michaela Blenninger
Termin: 13. April (10 Uhr) bis 14. April 2013 (16 Uhr)
Kosten: 80,– € (Kursgebühr), 53,30 € (ÜN/Verpfl., zzgl. EZ-Zuschlag 2,50 €)
Dieser Kurs richtet sich speziell an Teams in Kindertagesstätten, um Angst zu nehmen und Motivation zu finden.

Thema: Regensburger Bibelfiguren gestalten (Nr. 4)
Referentin: Ilse Sack
Termin: 14. Juni (16.30 Uhr) bis 15. Juni 2013 (18 Uhr)
Kosten: 50,– € (Kursgebühr), 46,30 € (ÜN/Verpfl., zzgl. EZ-Zuschl. 2,50 €)

Thema:	Erde und Himmel erblühen (11)
Referentin:	Irmengard Kindl
Termin:	19. April (18 Uhr) bis 21. April 2013 (13 Uhr)
Kosten:	80,– € (Kursgebühr), 77,10 € (ÜN/Verpfl., zzgl. EZ-Zuschlag 5,– €)

Lieder der gleichnamigen RPA-CD – Tanz – kreative Gestaltungsmöglichkeiten – Kennenlernen von Liedern aus den RPP-Heften und von Kathi Stimmer-Salzeder.

Thema:	Tanz der Schöpfung (12)
Referentin:	Irmengard Kindl
Termin:	1. Mai (18 Uhr) bis 3. Mai 2013 (13 Uhr)
Kosten:	80,– € (Kursgebühr), 77,10 € (ÜN/Verpfl., zzgl. EZ-Zuschlag 5,– €)

Einfache Wanderungen: Schöpfung hautnah erleben. Gutes Schuhwerk erforderlich!

Thema:	Malworkshop „Ein Himmelsbild" (13)
Referentin:	Sabine Rauscher
Termin:	3. Mai (17.30 Uhr) bis 4. Mai 2013 (17.30 Uhr)
Kosten:	77,– € (Kursgebühr), 40,30 € (ÜN/Verpfl., zzgl. EZ-Zuschl. 2,50 €)

Erarbeiten eines zauberhaften Himmelsbildes (Acrylfarben) für interessierte Anfänger und Fortgeschrittene.
Mitzubringen: Mindestens zwei Leinwände auf Keilrahmen (ca. 80 x 80 cm), zwei Küchenrollen, Wassergefäß (z.B. Joghurteimer), Tischabdeckung (z.B. blauer Müllsack).

Arbeitsstelle für pastorale Fortbildung und Beratung:

Thema:	Es gibt viele Wege zu Gott, ich habe die Musik und den Tanz gewählt
Referentin:	Hildegard Kaup
Termin:	15. Juni (18 Uhr)
Kosten:	35,– € (inkl. Verpflegung)
Infos:	rpp.afb@bistumhildesheim.de bzw. www.afb.bistumhildesheim.de

Institut für ganzheitlich sinnorientierte Pädagogik – RPP e. V.:

Informationen und Hinweise zu Fortbildungsveranstaltungen finden Interessierte auf der Homepage www.igsp-rpp.net oder über die Geschäftsstelle IgsP-RPP e.V., Ludwig-Zeller-Str. 1, 83395 Freilassing.